これだけは知っておきたい！

くすりでひける
臨床検査

編著 **中村敏明**
大阪薬科大学　臨床薬学教育研究センター教授

じほう

聞き取り調査

中埜肇

序

　くすりの副作用による死亡者数が交通事故よりはるかに多いという推計を見たのは何年前になるだろうか。今や，自動車は自動運転が可能な時代であり，衝突回避システムを搭載しているのが当たり前になる日も近い。一方，くすりはと言えば，"投与禁忌の症例に使用した"，"投与後に必須とされる検査が実施されず，副作用に気づけなかった"というような事例が後を絶たない。くすりの副作用回避システムが当たり前になる日は，まだ先のようである。疾病に打ち勝ち健康な生活に戻りたいと願う人々に，治療のために使ったくすりで不幸な転帰としてはいけない。特に，本来なら回避できた有害事象は，文字通り回避されなければならない。

　社会の薬剤師への期待は大きい。調剤のみの技術職から医療職に転換し，最近では，かかりつけ薬剤師，健康サポート薬局として，健康な状態から有病に至るまで全人的かつ継続的に支えることが求められている。これに少し先だって医療と患者の関係性もコンプライアンスからアドヒアランス，さらにはコンコーダンスへと変化してきている。古くは，"患者は黙って医者の言うことを聞いていればいい"，"私に任せておきなさい"という風潮であったが，現在は，患者も自分の疾病に関する知識を備え，医療チームと一緒に治療方針等の合意形成を得たうえで診療が進められていくように変わってきている。そんな中で，当然のごとく病院では患者に対して検査値を開示し，疾病や病態についてわかりやすく説明するようになってきた。

このような流れを受け，院外処方せんの余白を利用して主要な検査結果について薬局薬剤師に開示する施設が急激に増え，検査値のモニタリングと適切な評価と介入により，医薬品適正使用の推進が求められるようになった。臨床検査値の活用方法は，主に"投与設計"，"副作用のモニタリング"，"薬効評価"，"患者の状態の把握"が考えられるが，本書では，特に，重篤な副作用を回避するために求められる定期的な検査の実施と評価について薬剤ごとにまとめた。日々の業務に役立て，副作用の早期発見，重篤化防止の一助になれば幸いである。

　平成29年2月
　　　　　　　　　大阪薬科大学　臨床薬学教育研究センター
　　　　　　　　　　　　　　　　　　　中村　敏明

本書に出てくる主な検査項目略号

略語	和名	ひとことポイント
A-aDO$_2$	肺胞気-動脈血酸素分圧較差	肺胞気内と動脈血中の酸素分圧の差。$PAO_2 - PaO_2$
ACTH	副腎皮質刺激ホルモン	脳下垂体前葉から分泌されるホルモンの一つ
ALB	アルブミン	肝障害,ネフローゼ症候群などにより低下
ALP	アルカリホスファターゼ	肝障害で上昇
ALT	アラニンアミノトランスフェラーゼ	肝細胞の障害により上昇。ASTよりも肝特異的
AMY	アミラーゼ	急性膵炎などで上昇
AST	アスパラギン酸アミノトランスフェラーゼ	肝,骨格筋,心筋,赤血球の障害により上昇
BUN	尿素窒素	腎機能の指標。腎不全で高値
CK	クレアチン・ホスホキナーゼ	骨格筋,心筋,脳の損傷により血中に逸脱
Cr	クレアチニン	糸球体機能の指標。腎機能の低下により高値
CRP	C反応性蛋白	炎症性疾患により上昇
DL$_{CO}$	一酸化炭素肺拡散能	肺胞のガス交換能力を示す
eGFR	推定糸球体濾過量	糸球体機能の低下にともない低値
FDP	フィブリン分解産物	肝疾患や血栓症などで上昇
Hb	ヘモグロビン	全血液中のヘモグロビン量

略語	和名	ひとことポイント
HbA1c	ヘモグロビンA1c	血液中のヘモグロビンとブドウ糖が結合したもの。過去1〜3カ月程度の血糖値を反映
Ht	ヘマトクリット	全血液中の赤血球の容積率
KL-6	シアル化糖鎖抗原KL-6	間質性肺炎で上昇
LD	乳酸脱水素酵素	LDが含まれる臓器の損傷により血清中濃度が上昇
Neu	好中球数	白血球の一つで、細菌感染症で増加、骨髄抑制により減少
PAO_2	肺胞気内酸素分圧	肺胞に含まれる酸素分圧。直接測定できないため、次式で計算する。 $PAO_2 = (760-47) \times 0.21 - PaCO_2/0.8$
PaO_2	動脈血酸素分圧	動脈血中の酸素量を圧力で示したもの
PLT	血小板数	血小板減少性紫斑病（TTP），再生不良性貧血，肝硬変などで低値
RBC	赤血球数	血液中の赤血球の数。貧血で低値
SP-D	肺サーファクタントプロテインD	間質性肺炎で上昇
SpO_2	経皮的動脈血酸素飽和度	動脈血中の酸素量を示すヘモグロビンが酸素と結合している割合をパーセントで示したもの
TB	総ビリルビン	肝障害，胆道疾患などで高値

略語	和名	ひとことポイント
TC	総コレステロール	高脂血症，糖尿病，ネフローゼ症候群，甲状腺機能低下症で高値，肝障害で低値
TG	中性脂肪	高脂血症，糖尿病，ネフローゼ症候群，膵炎，甲状腺機能低下症などで高値
TSH	甲状腺刺激ホルモン	脳下垂体の前葉から分泌されるホルモンの一つ
T_3	トリヨードサイロニン	甲状腺機能亢進症で高値，甲状腺機能低下症で低値
T_4	総サイロキシン	甲状腺機能亢進症で高値，甲状腺機能低下症で低値
UA	尿酸	痛風で高値
WBC	白血球数	急性感染症，白血病などで高値，骨髄抑制などで低値
γGT	γ-グルタミールトランスペプチダーゼ	胆汁うっ滞，アルコール性，薬物性肝障害で上昇

本書の見方

掲載対象：添付文書の警告欄に，副作用回避に関する検査についての記載がある成分。一部，警告欄以外に記載のある成分も掲載。

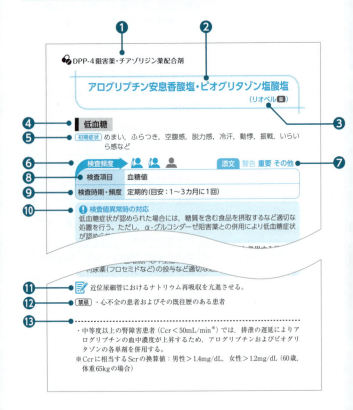

❶ 薬効分類

❷ 成分名

❸ 代表的商品名および剤形

❹ 検査の対象となる添付文書の警告，重要な基本的注意または重大な副作用欄に記載の副作用名
　※一部の副作用では「肝障害」，「不整脈」などのように簡略化し，添付文書に記載されている詳細な副作用名は（　）内に記載した

❺ 当該副作用の主な初期症状

❻ 検査頻度の目安

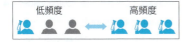

❼ 添付文書での参照箇所。濃い色の文字は，添付文書において，当該副作用および検査に関する記載がある箇所を示す
　警告：警告欄
　重要：重要な基本的注意欄
　その他：副作用欄など
　※いずれかの剤形もしくは商品名で，当該欄に記載があれば濃い色の文字で示している

❽ 検査すべき項目
　※原則として，添付文書に記載の検査項目を掲載しているため，同一副作用でも検査項目には違いがある
　※略号は前ページの「本書に出てくる主な検査項目略号」および付録参照

❾ 検査時期・頻度
　※添付文書に「定期的」「頻回」と記載されているものは，目安となる時期・頻度もあわせて記載
　※基本的に投与前の値を基準とするため，投与開始前から測定することが望ましい

❿ 検査値異常時，副作用発現時の対応，注意点など

⓫ 当該副作用に関する解説および注意点

⓬ 当該薬剤の添付文書の禁忌欄の中から，当該副作用に関する事項について抜粋

⓭ 点線以下は，副作用における横断的な注意点，ポイント

目次

総説

1 臨床検査値の基本的な捉え方　2

1.1 臨床検査値の基準範囲　2

1.2 共用基準範囲　2

1.3 臨床判断値　3

①診断閾値　diagnostic threshold（カットオフ値　cutoff value）　4

②治療閾値　therapeutic treatment threshold　4

③予防医学的閾値　prophylactic threshold（健診基準値）　5

1.4 副作用判断に検査値を使う際のポイント　6

2 血球系の検査　10

2.1 白血球数（WBC）　10

①無顆粒球症　11

2.2 赤血球数（RBC）　13

①溶血性貧血　13

②メトヘモグロビン血症　14

③赤芽球癆　14

④鉄芽球性貧血　14

⑤巨赤芽球性貧血　14

2.3 血小板数（PLT）　14

①血小板減少　15

2.4 再生不良性貧血（汎血球減少症）　15

3 腎機能検査　17

3.1 血清クレアチニン値（Cr，CRE）　18

3.2 血清シスタチンC値（Cys-C）　19

3.3 CrやCys-Cを用いた腎機能評価　19

　　3.3.1 クレアチニンクリアランス（Ccr）　19

　　3.3.2 推定糸球体濾過量（eGFR）　20

3.4 血中尿素窒素（BUN）　22

4 肝機能検査　23

4.1 アスパラギン酸アミノトランスフェラーゼ（AST）　24

4.2 アラニンアミノトランスフェラーゼ（ALT）　25

4.3 アルカリホスファターゼ（ALP）　26

4.4 総ビリルビン（TB）　27

4.5 γグルタミールトランスペプチダーゼ（γGT）　28

　　①アルコール性肝障害　28

　　②胆汁うっ滞　28

4.6 コリンエステラーゼ（ChE）　29

4.7 アルブミン　30

4.8 薬物性肝障害　30

薬剤別解説

精神・神経系 36

循環器系 53

内分泌・代謝系 62

抗血栓薬 79

抗リウマチ薬 89

抗悪性腫瘍薬 99

抗菌薬・抗真菌薬 181

抗ウイルス薬 186

その他 201

付録

共用基準範囲 208

重篤な副作用とその症状 210

索引

薬剤索引 220

これだけは知っておきたい！
くすりでひける臨床検査

総説

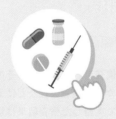

1 臨床検査値の基本的な捉え方

1.1 臨床検査値の基準範囲

　　従来，検査値を評価する際に，正常値（検査結果が正常範囲にある）かどうかという見方をしてきた。このため，検査結果が正常値であることがすなわち健康（病気でない）と安易に捉えられてしまう懸念があった。しかし，実際には，正常と異常は明確に線引き可能なものではなくて，重なり合っている。おおまかに言うと，今，仮に100人の健康な成人を対象に検査した場合，95人が含まれる検査値の範囲を基準範囲と捉えることができる。残りの5人は健康にもかかわらず，検査結果は基準範囲を逸脱している。これとは逆に，疾患を有する人の中でも，検査結果が基準範囲内にある人も存在する（図1）。

1.2 共用基準範囲

　　臨床検査データならびにその評価指標は，施設や試薬メーカー，検査会社などによって異なっており，ある病院で実施した検査結果は別の病院では利用されることなく再検査されるのが一般的であった。しかし，現在の地域包括ケアシステムに代表されるように，患者が複数の医療機関で連携して治療を受けるようになると，施設ごとに再検査するのは効率が悪いうえに，

患者に余計な負担をかけることになる。これに対応するために，日本臨床検査標準協議会（JCCLS）により，検査結果の共用に向けた検討がされた。その結果，頻用される血液検査項目に関して，日本全国で共通して使用することが可能な共用基準範囲が策定された（付録参照）。

1.3 臨床判断値

臨床判断値について，「臨床検査のガイドライン JSLM2015」では，"臨床検査値を用いて，特定の病態に

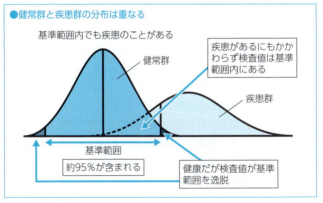

図1　健常群と疾患群の検査値分布
(日本臨床検査医学会ガイドライン作成委員会　編：臨床検査のガイドライン JSLM2012, p12, 2012を参考に作成)

関して,その診断・予防や治療・予後について判定を行う際の基準となる値である"と定義している[1]。また,臨床的意義と値の設定法から,"診断閾値(カットオフ値)","治療閾値","予防医学的閾値"の3つに大別されるとしている(参考 表1)[1]。これに加えて,副作用評価のための閾値という考え方が求められる。現状では,学術的に十分な評価がされた値はなく,経験的なモニタリングの指標として施設が独自に設定,あるいは事例ごとに判断している。

①診断閾値 diagnostic threshold (カットオフ値 cutoff value)

診断閾値は,"特定の疾患や病態があると診断する検査の限界値"をいう[1]。通常,症例対照研究により,疾患群と非疾患群の検査値の分布を調べ,偽陰性,偽陽性率を考慮して決められる(図2)。

②治療閾値 therapeutic treatment threshold

治療閾値は,"緊急検査等において,治療介入の必要性を示す限界値"とされる[1]。

治療閾値の具体例:
- 腎不全に対し透析を施行すべきクレアチニン値
- 溶血性貧血で交換輸血すべき総ビリルビン値
- すぐに是正すべき血糖値
- 輸血すべきヘモグロビン値
- 補正すべきカリウム・カルシウム値　など

③予防医学的閾値 prophylactic threshold
(健診基準値)

「臨床検査のガイドライン JSLM2015」では，特定の疾患の発症リスクが高いと予測され，予防医学の見地から一定の対応が必要とみなす判定値である"と記載されている[1]。簡単に言うと，検査値の判定において，将

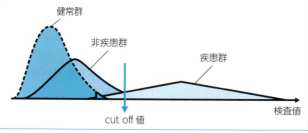

図2 cut off 値の設定方法
(日本臨床検査医学会ガイドライン作成委員会 編：臨床検査のガイドライン JSLM2015, p15, 2015)

来の疾患発症リスクを疫学的な調査から予測した際に,リスクが高いとされる基準値である。診断閾値が,検査時点における疾患の存在を判断する基準値であることと混同しないように正しく理解する必要がある。

この予防医学的閾値の一例を図3に示す。これは,日本内科学会をはじめとする13の団体が編集したものであるが,年齢やリスクの程度によって血圧,血糖,脂質の管理目標が異なることがわかる。これは,将来の脳血管疾患の予防を目的としているために,リスクが高いケースでは,より厳格な管理が必要であることを示している。これに対して,診断閾値の場合は特定の疾患があるかどうかを判断するため,カットオフ値として,明確に区切られる。

1.4 副作用判断に検査値を使う際のポイント

以上のことからわかるように,事例のおかれている状況により,同じ検査項目であってもその評価は大きく異なることがある。薬の副作用モニタリングにおいても同様に,原疾患,治療法などにより,個別に検査値の評価を行う必要がある。また,治療開始時の値を基準に変化を追うことも重要である。

Step 4　リスク因子と個々の病態に応じた管理目標の設定[1]

4A 高血圧:

①75歳未満＜140/90mmHg（家庭血圧＜135/85mmHg）
②75歳以上＜150/90mmHg（家庭血圧＜145/85mmHg）
　（忍容性があれば＜140/90［家庭血圧＜135/85mmHg］を目指す）
③糖尿病合併または蛋白尿陽性のCKD合併＜130/80mmHg
　（家庭血圧＜125/75mmHg）

4B 糖尿病:

①血糖正常化を目指す際のコントロール目標　　　　HbA1c＜6.0%
②合併症予防のためのコントロール目標　　　　　　HbA1c＜7.0%
③治療強化が困難な場合のコントロール目標　　　　HbA1c＜8.0%

4C 脂質異常症:

下記に加え全てのリスクカテゴリーで，HDL-C≧40mg/dL，TG＜150mg/dL
①カテゴリーⅠ（低リスク）：LDL-C＜160mg/dL (non HDL-C＜190mg/dL)
②カテゴリーⅡ（中リスク）：LDL-C＜140mg/dL (non HDL-C＜170mg/dL)
③カテゴリーⅢ（高リスク）：LDL-C＜120mg/dL (non HDL-C＜150mg/dL)

カテゴリー（リスク）の簡易判断

	リスク因子	40-59歳	60-74歳[1]
男性	1個	中リスク	高リスク
	2個以上	高リスク	高リスク
女性	1個	低リスク	中リスク
	2個以上	中リスク	高リスク

＊リスク因子：喫煙，高血圧，低HDL-C，家族歴，耐糖能異常
＊糖尿病・CKD・脳梗塞やPADの既往や合併は，年齢や性別に関わらず高リスクである

4D 肥満:

体重3～5%減による高血圧，糖尿病，脂質異常症の改善

1) 高齢者では独居や介護の状況などの生活環境，日常生活動作（ADL），認知機能，QOLなど個々の事情を勘案し，管理目標を立てる。

図3　脳心血管病予防のための予防医学的閾値

(日本内科学会，他 編：
脳心血管病予防に関する包括的リスク管理チャート2015)

1 臨床検査値の基本的な捉え方

参考 表1 基準範囲と臨床判断値の比較

	基準範囲	臨床判断値		
		診断閾値 (カットオフ値)	治療閾値	予防医学的閾値 (健診基準値)
概念	検査を判読する際の目安となる,健常者の測定値の分布幅。	特定の疾患群と非疾患群とを判別するための,検査の最適なカットオフ値。"最適"の目安は,検査実施のポリシー(有病率,偽陽性・偽陰性率のコストに依存)により変わる。	医学的な介入を必要とする検査の閾値。	疫学調査研究から将来の発症が予測され,予防医学的な見地から一定の対応が求められる検査の閾値。
設定値の一般性 (対象疾患)	設定値は特定の疾患の識別を前提としたものではなく,一般性を持つ。	設定値は,特定された疾患に対してのみ有効である。	検査値がそのレベルにあること自体が要介入病態であり,原疾患に依存しないという意味で一般性を持つ。	設定値は,特定された疾患に対してのみ有効である。
対象検査	健常者に生理的に認められ,その値が様々な病態で変化する検査(一般検査)に対して設定される。 なお,ホルモン検査は,対象疾患が限定される場合もあるが,生理的に認められるので,基準範囲が設定される。	検査が対象とする,病態がはっきり特定されており,それに対する特異的な検査(疾患特異検査)の場合に設定する。例えば,健常者では微量しか検出できない,腫瘍マーカ,自己抗体検査,感染マーカなど。 ただし,一般的な臓器マーカや病態マーカ検査でも,検査対象の疾患群を特定すれば設定できる。	その値が,あるレベルに達すると治療的介入が必要となる検査。緊急検査の多くでその設定が必要となる。例えば,カルシウム,NH3,血糖,ヘモグロビン,血小板数など。	生活習慣病など,頻度の多い疾患のリスク因子と見なされる検査に対して設定される。例えば,ALT,γ-GT,LDL-コレステロール,中性脂肪,尿酸など。

1.4 副作用判断に検査値を使う際のポイント

	基準範囲	臨床判断値		
		診断閾値 (カットオフ値)	治療閾値	予防医学的閾値 (健診基準値)
設定対象集団 (研究デザイン)	健常者から一定の除外基準を設けて選別した基準個体(実地調査 field survey)。	特定の病態の有無を絶対的な基準(gold standard)で区別して集めた疾患群と非疾患群(症例対照研究)。	なし。倫理的な観点から、臨床研究による直接的な設定・検証は困難で事例報告から判断(症例集積研究)。	特定の疾患を将来起こしうる集団を経時的に観察し、検査値のレベルと発症率の関連を調査(コホート研究)。
算出法	基準個体の測定値の95%信頼区間(測定値を正規分布に変換後、平均値±1.96標準偏差を求め、その上下限値を逆変換して決定)。	検査の感度・特異度、疾患群の有病率、偽陽性・偽陰性のコストを考慮して設定。	医学的経験則(多数の臨床事例から要介入と判断される検査の閾値を専門家が経験的に設定)。	検査値のレベルで層別化して求めた相対リスクから、専門家のコンセンサスで決定。
設定値の共有性	測定値の標準化により設定値を共有できる。標準化されていない場合も、共通試料を比較測定し、回帰直線による変換を行えば、値の伝達は可能である。	設定値は、検査を利用する、施設の患者特性・ポリシーによって変化するため、そのまま共有できるとは限らない。	測定値の標準化により設定値を共有できる。	予防医学のポリシーが合致し、測定値が標準化されておれば、設定値を共有できる。

(日本臨床検査医学会ガイドライン作成委員会 編:臨床検査のガイドラインJSLM2015, p16, 2015)

2 血球系の検査

　血液は、「血漿」と呼ばれる液体成分と、「血球」と呼ばれる細胞成分から成り立っている。このうち、血球はすべて多能性細胞の造血幹細胞から分化、成熟する(**図4**)。造血幹細胞は、骨髄の中で盛んに細胞分裂を繰り返し、リンパ球系前駆細胞からは、Tリンパ球、Bリンパ球、NK細胞が、骨髄球系前駆細胞からは、赤血球、血小板、顆粒球、単球といった特徴のある血球が誕生する。

　造血幹細胞の最大の特徴は、細胞分裂によって自らと同じ造血幹細胞を殖やす「自己複製」も行っていることである。このため、骨髄の中では常に造血幹細胞が再生され、一生を通じて枯渇することはない。しかしながら、何らかの問題(たとえば薬剤の投与による細胞障害)が生じると、障害が起きた分化の過程により、たとえば、赤血球系の障害であれば貧血、リンパ系や白血球系の障害であれば免疫低下による感染症、血小板系の障害であれば出血傾向になるなどの副作用につながる。

2.1 白血球数 (WBC)

> 共用基準範囲：3,300 ～ 8,600/μL

　白血球には、顆粒球(細胞の中に顆粒状のものがみら

2.1 白血球数(WBC)

れる)と呼ばれる好中球,好酸球,好塩基球と,単球,リンパ球があり,これらを総称している。通常は,白血球全体の約55%(40〜70%)を好中球,約36.5%をリンパ球が占めているが,この割合は病態や外的要因によって変動する。そのため,白血球数の変動を認める場合には,分画(白血球の構成細胞の詳細な内訳)を調べることも重要である。特に,総白血球数が減少している際に,好中球の割合が低下し,総白血球数から推計した好中球数と実際とでは大きく乖離することもあるので注意が必要である。

①**無顆粒球症**:白血球数が減少する重大な副作用に無

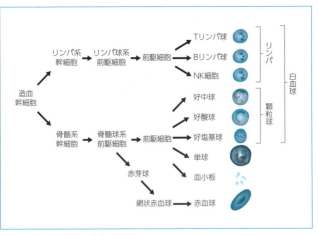

図4 造血細胞からの分化の概略

顆粒球症がある。顆粒球がほぼ0あるいは500/μL以下に減少する（基本的に赤血球数や血小板数の減少はない）。

添付文書の副作用に無顆粒球症の記載がある医薬品は多く，警告欄や重要な基本的注意の項に定期的な血液検査の実施を義務付けていることも少なくない。

無顆粒球症の発症には，免疫学的機序と顆粒球前駆細胞への直接毒性がある。

1) 免疫学的機序による発症：医薬品が好中球の細胞膜に結合してハプテンとして働き，抗好中球抗体の産生を引き起こす。免疫学的機序の発現時期は，感作歴があると発現が早く1時間〜1日以内に生じることがあるが，初回の場合には抗体が産生されるまでに7〜10日を要するとされる。原因となる代表的な薬剤はプロピルチオウラシルなどの抗甲状腺薬，アミノピリン，金製剤など。

2) 顆粒球前駆細胞への直接毒性による発症：医薬品あるいはその代謝物が顆粒球系前駆細胞の核内物質や細胞質内蛋白と結合して直接的に傷害する。発現までに数週間を要する。原因となる代表的な薬剤はクロルプロマジン，プロカインアミド，β-ラクタム系抗菌薬など。

2.2 赤血球数 (RBC)

> 共用基準範囲：
> 赤血球数 (RBC)　男性：$4.35 \sim 5.55 \times 10^6/\mu L$,
> 　　　　　　　　女性：$3.86 \sim 4.92 \times 10^6/\mu L$
> ヘモグロビン (Hb)　男性：$13.7 \sim 16.8 g/dL$,
> 　　　　　　　　女性：$11.6 \sim 14.8 g/dL$

　ヘモグロビンが赤血球の主要な構成成分である。ヘモグロビンに酸素が結合して，酸素を全身に供給する。赤血球は中央が窪んだ円盤状の非常に高い変形能をもつ細胞で，寿命は約120日とされる。古くなった赤血球は破壊され，鉄やビリルビンが生じる。鉄は，新たなヘモグロビンの合成に再利用され，ビリルビンは肝臓で抱合体となり，胆汁中に排泄される。

　赤血球数が減少する重大な副作用に薬剤性貧血（溶血性貧血，メトヘモグロビン血症，赤芽球癆，鉄芽球性貧血，巨赤芽球性貧血）がある。

①**溶血性貧血**：赤血球が何らかの原因により壊れることで起こる。原因としては，1) ハプテンに対する抗体が産生される場合（ペニシリン，セファロスポリン，テトラサイクリンなど），2) 免疫複合体を形成し溶血を起こす場合（テイコプラニン，オメプラゾール，リファンピシンなど），3) 赤血球に対する自己抗体が産生されて溶血する場合（メチルドパ，フルダラビン，レボフロキサシン，フルオロキノロンなど），4) 医薬品が赤血球の

表面を修飾することで生じる場合（セファロスポリンなど）の4タイプがある。1)のタイプでは，医薬品投与後7～10日で生じることが多いが，過去に感作されている場合には数時間から1日で生じる。3)のタイプでは，医薬品投与の3～6カ月後と遅れて発現する。

②メトヘモグロビン血症：メトヘモグロビン血症とは，酸素結合・運搬能力が失われたメトヘモグロビンが，1～2％以上に増加した状態をいう。原因薬剤としては，局所麻酔薬，硝酸塩，亜硝酸塩，サルファ剤など。

③赤芽球癆：医薬品が直接赤血球の産生を阻害する（フェニトイン，イソニアジド，アザチオプリンなど）。医薬品投与開始から数カ月後に生じることが多い。

④鉄芽球性貧血：ビタミンB_6代謝やポルフィリン代謝を阻害する医薬品により，ヘムの合成が阻害されて生じる（イソニアジド，フェナセチン，ピラジナミドなど）。

⑤巨赤芽球性貧血：核酸代謝阻害により生じる（抗がん薬などの核酸代謝阻害薬，フェニトイン，ST合剤，メトトレキサートなどの葉酸代謝阻害薬，レボドパなどビタミンB_{12}代謝を阻害する医薬品など）。

2.3 血小板数（PLT）

> 共用基準範囲：158～348×10^3/μL

血小板は，巨核球の細胞質が細かくちぎれたもので，血管内皮の損傷部位に凝集して止血する働きをする成

分である。

①**血小板減少**：10万以下を血小板減少症とするが，鼻出血などの出血傾向は5万以下でみられることが多い。出血の程度により赤血球数やヘモグロビン値も低下することがある。

　1）免疫学的機序（血小板抗体の産生）による発症：投与から1〜2週間後に症状が出ることが多いが，起因薬剤によっては数カ月から数年後に現れることがある。原因となる薬剤として，金製剤，ペニシラミン，バルプロ酸ナトリウム，トリメトプリム・スルファメトキサゾール，キニジン硫酸塩水和物，サイアザイド系利尿薬，カルバマゼピンなどが知られている。早期発見のためには，最初の1カ月は2週間に1回，以降は1〜2カ月に1回検査することが望ましい。

　2）その他の要因機序による発症：産生能力の低下，血小板寿命の低下，破壊の亢進，利用の亢進，血栓性血小板減少性紫斑病（TTP）がある。TTPを起こす代表的な薬剤としてチクロピジンが知られており，これまでに緊急安全性情報の発出により注意喚起すると同時に，定期的な検査の実施が義務付けられている。

2.4 再生不良性貧血（汎血球減少症）

　赤血球系，白血球系，血小板系のすべてが減少する。それぞれの血球系の減少時期が異なることもある。そのため，血小板減少のみが先行して血小板減少性紫斑

病と診断された後に，貧血や白血球減少が出現し，再生不良性貧血と診断されるといったようなこともある。複数の血球系が減少するため，貧血，感染，出血，といった症状に注意が必要である。

　最も頻度が高いのは抗がん薬治療に伴う骨髄抑制だが，事前に綿密な対策を立てたうえで実施されるので，見逃されて重篤化することは少ないが，他のケースでは予測困難なことが多く，副作用症状の確認と定期的な検査の実施が求められる。

　原因としては，投与量に依存的な造血機能障害型と，投与量に関係なく生じる特異反応型がある。発現時期は投与開始から約3カ月後が多いが，投与直後にみられることもある。原因となる代表的な薬剤として，抗菌薬(クロラムフェニコール，スルホンアミド系，ペニシリン，テトラサイクリン)，抗リウマチ薬(金製剤，ペニシラミン，メトトレキサート)，消炎鎮痛薬(ジクロフェナクナトリウムなど)，抗けいれん薬(フェニトイン，カルバマゼピンなど)がある。

3 腎機能検査

　腎機能は糸球体濾過量（glomerular filtration rate：GFR）で評価され，最も正確な評価法は糸球体濾過のみにより排泄されるイヌリンのクリアランスであり，国際的にGFR測定のゴールドスタンダードとされている。しかし，イヌリンクリアランスの測定は体外からイヌリンを投与し，複数回繰り返して採尿と採血が必要（図5）であり非常に煩雑なため，日常診療では，推算式を用いて得られるクレアチニンクリアランスや推定糸球体濾過量（eGFR）が使われている。

　薬物の腎排泄の一般的な過程は，糸球体濾過により

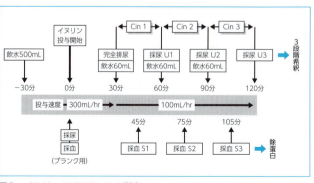

図5　イヌリンクリアランスの測定
(折田義正：イヌリンクリアランス測定法.
モダンメディア, 53 (2)：36, 2007)

尿中に排泄され，一部は尿細管から再吸収や尿細管分泌などを経て，尿中に排泄される。

つまり，

腎クリアランス
＝糸球体濾過－尿細管再吸収＋尿細管分泌

となる。

3.1 血清クレアチニン値 (Cr，CRE)

> 共用基準範囲：男　0.65～1.07mg/dL
> 　　　　　　　女　0.46～0.79mg/dL

　腎機能の簡便な評価方法に血清クレアチニン値が用いられる。クレアチニンは体内に存在する物質で，そのほとんどが糸球体濾過により排泄されるため，腎機能の指標となる。しかしながら，血中へのクレアチニンの供給量は筋肉量や運動量などによって変化するため，血清クレアチニン値だけで腎機能を評価するのは適切でないとされる。ただ，血清クレアチニン値を定期的に観察することで，個々の腎機能の変化を把握することができるため，モニタリングに有用である。

　腎機能が低下すると，クレアチニンの腎排泄が減少し，血清クレアチニン値の上昇につながるが，障害が軽度の場合には値の変化として観察されない。軽度の腎機能障害の発見には次の血清シスタチンC値が有用とされる。

3.2 血清シスタチンC値（Cys-C）

> (参考)基準値：男　0.63 〜 0.95mg/L
> 　　　　　　　女　0.56 〜 0.87mg/L

　シスタチンCは低分子のプロテアーゼインヒビターで，腎糸球体で濾過され，尿細管から再吸収される。血清クレアチニンや尿素窒素のように食事や筋肉量，運動量などの影響を受けにくい特徴がある。また，血清クレアチニン値は腎障害がある程度進行してから上昇するのに対し，血清シスタチンC値は軽度〜中等度の腎機能障害でも上昇し，軽度の腎機能障害の早期診断に有用とされる。一方で，腎機能が高度に低下すると血清シスタチンC濃度は頭打ちになるので，血清クレアチニン値が評価に用いられる。

3.3 CrやCys-Cを用いた腎機能評価[2]

3.3.1　クレアチニンクリアランス（Ccr）

　血清クレアチニン値から，糸球体濾過能を推測する方法の一つにクレアチニンクリアランスがある。これは，血清クレアチニン濃度と24時間蓄尿によるクレアチニンの尿中排泄量から求めることができる。ただし，クレアチニンは一部尿細管から分泌されるため，GFRよりも一般に約30%高値になる。なお，実測するのではなく，血清クレアチニン値と年齢，体重，性別から計

算により求める方法は簡便であり，腎機能の評価や投与設計に活用されている。

$$\mathrm{Ccr}(\mathrm{mL}/分) = \frac{\mathrm{Ucr}(\mathrm{mg/dL}) \times \mathrm{V}(\mathrm{mL}/日)}{\mathrm{Scr}(\mathrm{mg/dL}) \times 1{,}440(分/日)}$$

(Ucr：尿Cr濃度，V：1日尿量，Scr：血清Cr濃度)

Cockcroft-Gault式

$$\mathrm{Ccr}(\mathrm{mL}/分) = \frac{(140 - 年齢) \times 体重}{72 \times \mathrm{Cr}} \quad (女性は \times 0.85)$$

(Cr：血清Cr濃度(mg/dL)，年齢(歳)，体重(kg))

3.3.2 推定糸球体濾過量（eGFR）

糸球体濾過量を正確に求めるためには，イヌリンクリアランスが用いられるが，採血や採尿の負担が大きく，日常診療では推定糸球体濾過量（eGFR）を用いることが多い。

《血清クレアチニン値に基づく場合：eGFRcreat》
●18歳以上：

$\mathrm{eGFRcreat}(\mathrm{mL}/分/1.73\mathrm{m}^2)$
$= 194 \times \mathrm{Cr}^{-1.094} \times 年齢(歳)^{-0.278}$ (女性は×0.739)

(Cr：血清Cr濃度(mg/dL))
注：酵素法で測定されたCr値を用いる。血清Cr値は小数点以下2桁表記を用いる。18歳以上に適用する。小児の腎機能評価には小児の評価法を用いる。

3.3 CrやCys-Cを用いた腎機能評価

体表面積を補正しないeGFR(mL/分)

$$= eGFR(mL/分/1.73m^2) \times \frac{BSA}{1.73}$$

(BSA (m^2) = (体重 kg)$^{0.425}$ × (身長 cm)$^{0.725}$ × 0.007184)

● 2歳以上11歳以下の小児:

$$eGFR(\%) = \frac{0.3 \times 身長(m)}{患者の血清Cr値} \times 100$$

● 18歳未満全年齢男児:

eGFR (%)

$$= \frac{-1.259x^5 + 7.815x^4 - 18.57x^3 + 21.39x^2 - 11.71x + 2.628}{患者の血清Cr値} \times 100$$

(x:身長(m))

● 18歳未満全年齢女児:

eGFR (%)

$$= \frac{-4.536x^5 + 27.16x^4 - 63.47x^3 + 72.43x^2 - 40.06x + 8.778}{患者の血清Cr値} \times 100$$

(x:身長(m))

《血清シスタチンCに基づく場合:eGFRcys》

18歳以上では血清Cys-Cに基づくGFR推算式によりGFRが推定できる。

男性:eGFRcys(mL/分/1.73m^2)
$= (104 \times \text{Cys-C}^{-1.019} \times 0.996^{年齢(歳)}) - 8$

女性:eGFRcys(mL/分/1.73m^2)
$= (104 \times \text{Cys-C}^{-1.019} \times 0.996^{年齢(歳)} \times 0.929) - 8$

(Cys-C:血清シスタチンC濃度(mg/L))
注:国際的な標準物質(ERM-DA471/IFCC)に基づく測定値を用いる。18歳以上に適用する。小児の腎機能評価には小児の評価法を用いる。

3.4 血中尿素窒素(BUN)

> 共用基準範囲:8〜20mg/dL

尿素窒素とは,食事として摂取した蛋白質や体内でエネルギーとして使われた蛋白質の最終代謝物で,腎臓から排泄される。血中に存在する尿素の量を窒素の量で表したものを血中尿素窒素(BUN)と呼び,BUNは腎機能の指標としてクレアチニンとともに臨床応用される。

蛋白質の摂取量に左右されるため,腎臓が悪くなくても過剰な蛋白質摂取により高値を示す。また,カロリー不足などの状況により体の蛋白質(筋肉など)が使われた場合や,脱水,消化管出血でも上昇する。

4 肝機能検査

　肝疾患の検体検査は，肝疾患が存在するかどうかをみるスクリーニング検査，肝障害の原因を調べるための検査，疾患の進行度・重症度をみるために行う検査に分けられる。

　肝障害には，肝細胞が破壊されるケースと肝における酵素と産生量や排泄状況が変化するケースがあり，複数の検査を組み合わせて評価することでそれぞれの障害状況を推測する。たとえば，肝細胞の破壊に伴い血中の値が上昇する逸脱酵素や肝臓で作られ血中に放出される分泌酵素の変化をモニタリングすることで，障害の内容を絞り込むことができる。

逸脱酵素：細胞が破壊されたり障害を受けると，本来組織中に存在し血清中にはほとんどない酵素が細胞の破壊に伴って血中に逸脱し，通常よりも高い値を示す。血中の酵素活性を測定することで，組織障害の程度の予測に用いられる。各酵素は特異的な組織中にあることから，測定される酵素により障害されている組織が推察できる。AST，ALTが該当する。

分泌酵素：組織で作られ，もともと血中にも分泌されている酵素であり，合成組織の酵素産生の亢進や排泄系の障害により，血中の活性が上昇する。ALP，ChEが該当する。

4 肝機能検査

4.1 アスパラギン酸アミノトランスフェラーゼ (AST)

共用基準範囲：13 〜 30U/L

　ASTはL-アスパラギン酸とα-ケトグルタル酸をオキサロ酢酸とL-グルタミン酸に変換するアミノ基転移反応を触媒する酵素である。アイソザイムには，細胞質に存在するs-ASTとミトコンドリアに存在するm-ASTがあり，通常は両者の活性を同時に測定している。

　本来細胞内で作用する酵素で，体のあらゆる臓器の細胞に含まれる。その分布量には組織による違いがあり，心筋＞肝臓＞骨格筋＞腎臓の順に多く含まれる。これらの組織（細胞）が障害されると，血液中に流出し，値が上昇する逸脱酵素である。肝臓の病気や薬剤の影響により上昇するが，必ずしも肝機能の低下を反映しているとは言えない。たとえば劇症肝炎終期や肝硬変末期のように残存する正常な細胞が減少している状況においては，それほど高い値を示さない。

　多くの薬物性肝障害では，投与後60日以内に検査値異常が認められるが，約20％は90日以降に認められるため，投与中は定期的に検査値を確認することが求められる。

4.2 アラニンアミノトランスフェラーゼ(ALT)

> 共用基準範囲：男性　10〜42U/L
> 　　　　　　女性　7〜23U/L

　ALTはL-アラニンのアミノ基をα-ケトグルタル酸に転移させて，L-グルタミン酸とピルビン酸を産生するアミノ基転移酵素である。測定は，AST同様に酵素活性を測定している。

　肝臓の細胞質に多く含まれており，他の臓器に含まれる量は少ないので，ASTより肝特異性が高い逸脱酵素である。

　ASTとALTの分布の違いから，異常高値を示す場合に両者を複合的に評価することで障害部位の推測ができる。ALTは主に肝臓に存在するのに対し，ASTは肝臓のみならず心筋や骨格筋，赤血球などにも広く存在するので，ALTに比べてASTが圧倒的に高値となる場合には，心筋梗塞や筋疾患，溶血性貧血など肝臓以外の障害が強く疑われ，ALTのみが高値の場合やAST，ALTともに高値を示す場合には肝障害の可能性が高くなる。

　肝障害時にみられるAST，ALT活性の上昇は，その時点で破壊されつつある肝細胞の量を反映しているのであって，すでに破壊されてしまった肝細胞の量を示すものではない。このため血清AST・ALT活性は，必ずしも肝機能や予後と相関しない。AST，ALTの変動

をみることで肝障害の早期発見に有用である。また、血中半減期がASTは11〜15時間、ALTは40〜50時間と異なることも考慮して評価する。

4.3 アルカリホスファターゼ（ALP）

> 共用基準範囲：106〜322U/L

　アルカリホスファターゼは、亜鉛をもつ金属酵素で、アルカリ性環境下でリン酸モノエステルを加水分解する。細胞内では膜分画に結合して存在しており、血中ALPの上昇は細胞での産生増加または産生細胞量の増加を反映している。肝、胆道系、骨、甲状腺、胎盤、小腸、腎などに分布し、これらの臓器には特異的なアイソザイムが分布している。胆道系疾患の診療においては、主要な胆道系酵素として、閉塞性黄疸や肝内胆汁うっ滞の指標に用いられている。骨、胎盤、小腸由来のアイソザイムがあり、ALPが高値の場合は、他の胆道系酵素との比較とともに、アイソザイムの測定が必要になる。ALPは骨の成長と関係があるため、小児では成人の数倍の値を示す生理的上昇と、妊娠後期に胎盤性ALPにより高値となる場合を除き、肝胆道疾患以外でのALP上昇は、ほとんど骨疾患、骨病変を伴う疾患が考えられる。

　胆汁うっ滞型の急性薬剤性肝障害では、胆道系酵素（ALP、γGTなど）の著明な上昇があり、原因となる代

表的な薬物として蛋白同化ホルモンや経口避妊薬，アモキシシリン，エリスロマイシンなどがある。抗てんかん薬などの酵素誘導薬投与時にはγGTと共に上昇するので注意が必要である。

4.4 総ビリルビン (TB)

> 共用基準範囲：0.4 〜 1.5mg/dL

　ビリルビンはヘモグロビンの代謝産物で，寿命のつきた赤血球が壊される際，ヘモグロビンが分解されビリルビンが産生される。ビリルビンは血液で肝臓に運ばれ胆汁中に排泄されるが，血液中ではアルブミンと結合し，非抱合ビリルビン（遊離ビリルビン，間接ビリルビンとも言う）として存在する。その後，非抱合ビリルビンはアルブミンと離れて肝臓に取り込まれ，グルクロン酸と結合して抱合ビリルビン（直接ビリルビン）となり，胆汁中に排泄される。さらに胆管を通じて腸管に排泄され，腸内細菌で還元されてウロビリノーゲンとなり糞便中に排泄される。一部は腸管で再吸収され腸肝循環が行われている。

　この，非抱合ビリルビンと抱合ビリルビンを合わせて総ビリルビン (TB) と呼ぶ。

　抱合ビリルビンが血中に増加した場合，尿中に排泄されるが，非抱合ビリルビンは血中増加が認められても尿中に排泄されない。

黄疸はビリルビンの体内貯留に起因するが，生成亢進や肝細胞での抱合化とそれ以前の処理過程の異常による場合は非抱合ビリルビン優位となり，肝細胞での抱合以後の処理過程異常や胆汁流出障害などによる場合は抱合ビリルビン優位となる。

4.5 γグルタミールトランスペプチダーゼ (γGT)

> 共用基準範囲：男性　13〜64U/L
> 　　　　　　　女性　9〜32U/L

　グルタチオンのようなγグルタールペプチドを加水分解すると同時に，γグルタミール基を他のアミノ酸やペプチドに転換する酵素である。臓器分布は腎で最も高く，肝の活性は低いものの，血清γGTは主として肝由来で，尿γGTは腎由来である。日内変動は少なく，食事・運動などの影響をほとんど受けない。個人差の大きな酵素で，年齢・性別・飲酒歴・薬物服用歴などが大きく影響する。過量飲酒が続いた場合にアルコール性肝障害が発症する場合があるが，飲酒量を申告しないケースが多いので注意が必要である。

①**アルコール性肝障害**：飲酒状態を反映して変動する。禁酒で急速に低下し，禁酒2週間後には1/2以下に低下する。

②**胆汁うっ滞**：急性胆汁うっ滞性肝炎，薬剤起因性肝障害，原発性胆汁性肝硬変，原発性硬化性胆管炎など

では100〜1,000IU/L以上となる。妊娠性胆汁うっ滞性黄疸や経口避妊薬による胆汁うっ滞では，ALPやロイシンアミノペプチダーゼ（LAP）は上昇するがγGTは低値を示す。抗痙攣薬，抗てんかん薬，向精神薬，睡眠薬などの常習的服用は，肝のγGT誘導を亢進し，血清値の上昇をもたらす。プレドニンの長期投与は，ペプチダーゼ酵素を誘導するので，γGTとともにLAPも上昇するが，ALPの上昇は認めない。

4.6 コリンエステラーゼ (ChE)

> 共用基準範囲：男性　240〜486U/L
> 　　　　　　女性　201〜421U/L

　コリンエステルをコリンと有機酸に加水分解する酵素である。生理作用，体内分布，酵素学的性状によりアセチルコリンエステラーゼとブチリルコリンエステラーゼの2種類が存在する。神経，筋肉，赤血球に存在するアセチルコリンエステラーゼ（真性コリンエステラーゼ，特異的コリンエステラーゼ）は神経伝達物質であるアセチルコリンを特異的に加水分解する。一方，血清や肝に存在するブチリルコリンエステラーゼ（偽性コリンエステラーゼ，非特異的コリンエステラーゼ）は，アセチルコリンのほか，種々のコリンエステルならびに非コリンエステルも加水分解する。臨床検査で測定され肝機能検査として利用されるのはこのブチリルコ

リンエステラーゼである。これは，肝で合成され血中に放出されるため，血清ChE活性低下は，肝実質細胞の機能障害をよく反映する。

4.7 アルブミン

> 共用基準範囲：総蛋白（TP）　6.6 ～ 8.1g/dL
> 　　　　　　アルブミン（ALB）　4.1 ～ 5.1g/dL
> 　　　　　　グロブリン（GLB）　2.2 ～ 3.4g/dL
> 　　　　　　アルブミン／グロブリン比(A/G)　1.32 ～ 2.23

血漿中にはさまざまな蛋白が存在し，浸透圧の維持，活性物質の運搬などの機能を有している。血清検査では，凝固関連物質以外の蛋白を扱う。その総和が総蛋白（total protein：TP）である。血清蛋白は膜電気泳動によりアルブミン分画と4つのグロブリン分画（$\alpha1$，$\alpha2$，β，γ）に分けられる。このうち最も多いのがアルブミンであり，総蛋白減少はアルブミンの減少に起因することが多い。

4.8 薬物性肝障害

肝細胞障害型では血清AST，ALT値の上昇が主体で，血清ALPの上昇は軽度ないし中等度で基準値上限の2倍を超えることはない。高度肝障害の場合には抱合ビリルビンの上昇が主体の総ビリルビン値の上昇を示す。

胆汁うっ滞型では，AST，ALTの上昇は軽度で，基

4.8 薬物性肝障害

準値上限の2倍を超えることはない。一方，胆汁うっ滞の指標であるALPは基準値上限の2倍以上であり，γGTも著明な上昇を示す。また，総ビリルビンも早期より増加する。

混合型は肝細胞障害型と胆汁うっ滞型を合わせた型であり，AST，ALT，ALPの基準値上限の2倍を超える上昇がみられる。

厚生労働省「重篤副作用疾患別対応マニュアル」に記載の薬物性肝障害の発症機序を図6に示す。また，日本肝臓学会の薬物性肝障害診断基準を表2に示した。これらをもとに肝障害を評価する。

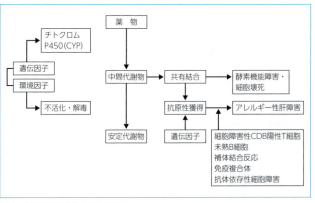

図6 薬物性肝障害の発生機序

(厚生労働省：重篤副作用疾患別対応マニュアル
薬物性肝障害, p29, 2008)

4 肝機能検査

表2 DDW-J2004薬物性肝障害ワークショップのスコアリング

	肝細胞障害型		胆汁うっ滞または混合型		スコア
1. 発症までの期間[1]	初回投与	再投与	初回投与	再投与	
a. 投与中の発症の場合 投与開始からの日数	5〜90日 <5日, >90日	1〜15日 >15日	5〜90日 <5日, >90日	1〜90日 >90日	+2 +1
b. 投与中止後の発症の場合 投与中止後の日数	15日以内 >15日	15日以内 >15日	30日以内 >30日	30日以内 >30日	+1 0
2. 経過 投与中止後のデータ	ALTのピーク値と正常上限との差 8日以内に50%以上の減少 30日以内に50%以上の減少 (該当なし) 不明または30日以内に50%未満の減少 30日後も50%未満の減少か再上昇		ALPのピーク値と正常上限との差 (該当なし) 180日以内に50%以上の減少 180日以内に50%未満の減少 不変, 上昇, 不明 (該当なし)		+3 +2 +1 0 −2
投与続行および不明					
3. 危険因子	肝細胞障害型 飲酒あり 飲酒なし		胆汁うっ滞または混合型 飲酒または妊娠あり 飲酒, 妊娠なし		+1 0
4. 薬物以外の原因の有無[2]	カテゴリー1, 2がすべて除外 カテゴリー1で6項目すべて除外 カテゴリー1で4つか5つが除外 カテゴリー1の除外が3つ以下 薬物以外の原因が濃厚				+2 +1 0 −2 −3
5. 過去の肝障害の報告					
過去の報告あり, もしくは添付文書に記載あり なし					+1 0
6. 好酸球増多(6%以上)					
あり なし					+1 0
7. DLST					
陽性 擬陽性 陰性および未施行					+2 +1 0
8. 偶然の再投与が行われた時の反応 単独再投与 初回肝障害時の併用薬と共に再投与 初回肝障害時と同じ条件で再投与 偶然の再投与なし, または判断不能	肝細胞障害型 ALT倍増 ALT倍増 ALT増加するも正常域		胆汁うっ滞または混合型 ALP(T, Bil)倍増 ALP(T, Bil)倍増 ALP(T, Bil)増加するも正常域		+3 +1 −2
				総スコア	

1) 薬物投与前に**発症した場合**は「関係なし」, 発症までの経過が不明の場合は「記載不十分」と**判断して, スコアリ**ングの対象としない。
 投与中の発症が, 投与中止後の発症により, aまたはbどちらかのスコアを使用する。
2) カテゴリー1:HAV, HBV, HCV, 胆道疾患 (US), アルコール, ショック肝。カテゴリー2:CMV, EBV。
 ウイルスはIgM HA抗体, HBs抗原, HCV抗体, IgM CMV抗体, IgM EB VCA抗体で判断する。
太字は, DDW-J2002シンポジウム案の改定部分を示す。
判定基準:総スコア2点以下:可能性が低い。3, 4点:可能性あり。5点以上:可能性が高い。

(滝川一, 他:DDW-J2004ワークショップ薬物性肝障害診断基準の提案.
肝臓, 46 (2):86, 2005)

4.8 薬物性肝障害

参考文献
1) 日本臨床検査医学会ガイドライン作成委員会 編:臨床検査のガイドラインJSLM2015, 2015
2) 堀尾勝, 他:CKD早期発見に必要な腎機能推算式の開発. 平成23年度厚生労働科学研究費補助金(腎疾患対策研究事業)CKDの早期発見・予防・治療標準化進展阻止に関する調査研究班報告書, 2012

これだけは知っておきたい！
くすりでひける臨床検査

薬剤解説

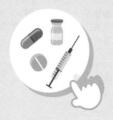

鎮痛薬

アセトアミノフェン (カロナール 末 細 錠 シ 坐)
(アセリオ 注)
トラマドール塩酸塩・アセトアミノフェン
(トラムセット 錠)

肝障害

(劇症肝炎,肝機能障害,黄疸)

初期症状 倦怠感,食欲不振,発熱,黄疸,発疹,吐き気・嘔吐,かゆみ

検査頻度		添文 警告 重要 その他
検査項目	AST,ALT,γGT(高用量で長期投与時)	
検査時期・頻度	定期的(目安:1〜3カ月に1回)	

❗ 検査値異常時の対応
減量,休薬など。
過量投与の場合,アセチルシステインの投与を考慮する。

📝 高用量:1日総量1,500mg超。総合感冒薬や解熱鎮痛薬など,OTCを含む他の薬剤を併用する場合,アセトアミノフェンが含まれていないかを確認する。
肝毒性をもつ活性代謝物N-アセチル-p-ベンゾキノンイミン(NAPQI)の蓄積による肝細胞障害。代表的な中毒性薬物障害である。

禁忌 ・重篤な肝障害のある患者

抗精神病薬(SDA)

ペロスピロン塩酸塩水和物 (ルーラン錠)

精神・神経系

糖尿病性ケトアシドーシス，糖尿病性昏睡

初期症状 口渇，多飲，多尿，頻尿など

検査頻度		添文 警告 重要 その他
検査項目	血糖値，HbA1c	
検査時期・頻度	定期的(目安：1〜3カ月に1回)	

❗ 検査値異常時の対応
投与を中止し，インスリン製剤を投与するなど，適切な処置を行う。
症状があらわれた場合はただちに受診するよう患者を指導。

 特に糖尿病またはその既往歴あるいは危険因子を有する患者では注意。

抗精神病薬（SDA, DSA, DSS, MARTA）共通事項
抗精神病薬による高血糖の機序は明らかでないが，脂肪細胞が関与したインスリン抵抗性の増大と，食欲増加とそれに伴う体重増加や膵臓のβ細胞のアポトーシス亢進などが示唆されているが不明。

抗精神病薬(SDA)

リスペリドン (リスパダール 細 錠 OD錠 内用液 注(筋注))

糖尿病性ケトアシドーシス，糖尿病性昏睡

(初期症状) 口渇，多飲，多尿，頻尿など

検査頻度		添文 警告 **重要** その他
検査項目	血糖値，HbA1c	
検査時期・頻度	定期的(目安：1～3カ月に1回)	

検査値異常時の対応
投与を中止し，インスリン製剤を投与するなど，適切な処置を行う。
症状があらわれた場合はただちに受診するよう患者を指導。

特に糖尿病またはその既往歴あるいは危険因子を有する患者では注意。

低血糖

(初期症状) めまい，ふらつき，空腹感，脱力感，冷汗，動悸，振戦，いらいら感など

検査頻度		添文 警告 **重要** その他
検査項目	血糖値	
検査時期・頻度	定期的(目安：1～3カ月に1回)	

検査値異常時の対応
投与を中止し，適切な処置を行う。
症状があらわれた場合はただちに受診するよう患者を指導。

抗精神病薬(DSA)

ブロナンセリン (ロナセン 散 錠)

(類薬) 糖尿病性ケトアシドーシス，糖尿病性昏睡

初期症状 口渇，多飲，多尿，頻尿など

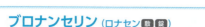

検査項目	血糖値，HbA1c
検査時期・頻度	定期的(目安：1～3カ月に1回)

❗ 検査値異常時の対応
投与を中止し，インスリン製剤を投与するなど，適切な処置を行う。
症状があらわれた場合はただちに受診するよう患者を指導。

📝 特に糖尿病またはその既往歴あるいは危険因子を有する患者では注意。類薬における副作用だが，本剤の投与により血糖上昇が認められており，注意が必要。

抗精神病薬(DSS)

アリピプラゾール (エビリファイ 散 錠 OD錠 内用液 注射用 キット)

糖尿病性ケトアシドーシス，糖尿病性昏睡

初期症状 口渇，多飲，多尿，頻尿など

検査頻度		添文 警告 重要 その他
検査項目	血糖値，HbA1c，体重の変化	
検査時期・頻度	定期的(目安：1〜3カ月に1回)	

❗ 検査値異常時の対応
投与を中止し，インスリン製剤を投与するなど，適切な処置を行う。
症状があらわれた場合はただちに受診するよう患者を指導。

📝 特に糖尿病またはその既往歴あるいは危険因子を有する患者では注意。

低血糖

初期症状 めまい，ふらつき，空腹感，脱力感，冷汗，動悸，振戦，いらいら感など

検査頻度		添文 警告 重要 その他
検査項目	血糖値	
検査時期・頻度	定期的(目安：1〜3カ月に1回)	

❗ 検査値異常時の対応
投与を中止し，適切な処置を行う。
症状があらわれた場合はただちに受診するよう患者を指導。

抗精神病薬(MARTA)

オランザピン (ジプレキサ 細 錠 OD錠 注射用(筋注))

糖尿病性ケトアシドーシス，糖尿病性昏睡

初期症状 口渇，多飲，多尿，頻尿など

検査頻度		添文 警告 重要 その他
検査項目	血糖値，HbA1c，体重の変化	
検査時期・頻度	定期的(目安：1～3カ月に1回)	

検査値異常時の対応
投与を中止し，インスリン製剤を投与するなど，適切な処置を行う。
症状があらわれた場合はただちに受診するよう患者を指導。

特に糖尿病またはその既往歴あるいは危険因子を有する患者では注意。

禁忌 ・(内服のみ)糖尿病の患者，糖尿病の既往歴のある患者

低血糖

初期症状 めまい，ふらつき，空腹感，脱力感，冷汗，動悸，振戦，いらいら感など

検査頻度		添文 警告 重要 その他
検査項目	血糖値	
検査時期・頻度	定期的(目安：1～3カ月に1回)	

検査値異常時の対応
投与を中止し，適切な処置を行う。
症状があらわれた場合はただちに受診するよう患者を指導。

抗精神病薬(MARTA)

クエチアピンフマル酸塩 (セロクエル 細 錠)

糖尿病性ケトアシドーシス，糖尿病性昏睡

[初期症状] 口渇，多飲，多尿，頻尿など

検査頻度		添文 警告 重要 その他
検査項目	血糖値，HbA1c，体重の変化	
検査時期・頻度	定期的(目安:1〜3カ月に1回)	

! 検査値異常時の対応
投与を中止し，インスリン製剤を投与するなど，適切な処置を行う。
症状があらわれた場合はただちに受診するよう患者を指導。

[禁忌] ・糖尿病の患者，糖尿病の既往歴のある患者

低血糖

[初期症状] めまい，ふらつき，空腹感，脱力感，冷汗，動悸，振戦，いらいら感など

検査頻度		添文 警告 重要 その他
検査項目	血糖値	
検査時期・頻度	定期的(目安:1〜3カ月に1回)	

! 検査値異常時の対応
投与を中止し，適切な処置を行う。
症状があらわれた場合はただちに受診するよう患者を指導。

抗精神病薬(MARTA)

クロザピン (クロザリル 錠)

糖尿病性ケトアシドーシス,糖尿病性昏睡

[初期症状] 口渇,多飲,多尿,頻尿など

検査頻度		添文 警告 重要 その他
検査項目	血糖値,HbA1c,体重の変化	
検査時期・頻度	定期的(CPMSに準拠)	

❶ 検査値異常時の対応
投与を中止し,インスリン製剤を投与するなど適切な処置を行う。
症状があらわれた場合はただちに受診するよう患者を指導。

> 海外において,他の非定型抗精神病薬と比較して糖尿病性昏睡の発現頻度が高いことが示唆されている。

抗精神病薬(MARTA)

無顆粒球症

初期症状 発熱,全身倦怠,咽頭痛など

検査頻度		添文 警告 重要 その他
検査項目	WBC, RBC	
検査時期・頻度	最初の26週間は血液検査を週1回,その後2週に1回(CPMSに準拠)	

❶ 検査値異常時の対応
投与を中止し,適切な処置を行う。

📝 18週間は入院管理下で投与。要因や原因については解明されていない。

禁忌
・CPMSへの患者登録前(4週間以内)の血液検査で,白血球数が4,000/mm³ 未満または好中球数が2,000/mm³ 未満の患者
・CPMSで定められた血液検査の中止基準により本剤の投与を中止したことがある患者
・無顆粒球症または重度の好中球減少症の既往歴のある患者
・骨髄機能障害のある患者
・骨髄抑制を起こす可能性のある薬剤を投与中の患者または放射線療法,化学療法等の骨髄抑制を起こす可能性のある治療を行っている患者

抗精神病薬(定型)

ピモジド (オーラップ 細 錠)

不整脈

(心室頻拍, 突然死)

(初期症状) めまい, 動悸, 胸痛, 胸部不快感, 意識消失, 失神, 痙攣など

検査頻度		添文 警告 重要 その他
検査項目	心電図	
検査時期・頻度	投与開始1週間以内, 以後定期的(目安:受診ごと, 適宜)	

❶ 検査値異常時の対応
投与を中止し, 適切な処置を行う。

禁忌
- 先天性QT延長症候群またはその家族歴のある患者, 不整脈またはその既往歴のある患者
- QT延長を起こしやすい患者(低K・低Mg血症, 著明な徐脈のある患者)
- HIVプロテアーゼ阻害薬, アゾール系抗真菌薬(外用剤除く), テラプレビル, クラリスロマイシン, エリスロマイシン, キヌプリスチン・ダルホプリスチン, アプレピタント, ホスアプレピタント, コビシスタット含有製剤, 「ヴィキラックス」, パロキセチン, フルボキサミン, セルトラリン, エスシタロプラムを投与中の患者

気分安定薬

炭酸リチウム（リーマス錠）

リチウム中毒

初期症状 食欲低下，嘔気，嘔吐，下痢などの消化器症状，振戦，傾眠，錯乱などの中枢神経症状，運動障害，運動失調などの運動機能症状，発熱，発汗などの全身症状

検査頻度		添文　警告　重要　その他
検査項目	リチウム濃度	
検査時期・頻度	維持量が決まるまでは1週に1回，その後2～3カ月に1回	

> **❗ 検査値異常時の対応**
> (1) 血清リチウム濃度が1.5mEq/Lを超えたときは臨床症状の観察を十分に行い，必要に応じて減量または休薬などの処置を行う。(2) 血清リチウム濃度が2.0mEq/Lを超えたときは過量投与による中毒を起こすことがあるので，減量または休薬する。
> 処置方法：リチウム中毒が発現した場合，特異的な解毒薬は見い出されていないので，投与を中止し，感染症の予防，心・呼吸機能の維持とともに補液，利尿薬（マンニトール，アミノフィリンなど）などにより本剤の排泄促進，電解質平衡の回復を図る。必要に応じ，血液透析を施行する。血液透析後に血清リチウム濃度を測定（血液透析後に血清リチウム濃度が再上昇することあり）。

📝 リチウムの毒性は血清リチウム濃度と密接に関係している。有効血清リチウム濃度は0.4～1.0mEq/L程度。

血清リチウム濃度を上昇させる要因：食事および水分摂取量不足，脱水を起こしやすい状態，NSAIDsなどの血中濃度上昇を起こす可能性がある薬剤の併用など。

禁忌・リチウムの体内貯留を起こしやすい状態（腎障害，衰弱，脱水状態，発熱・発汗・下痢を伴う疾患，食塩制限）

ナルコレプシー治療薬／精神刺激薬

精神・神経系

ペモリン (ベタナミン錠)

肝障害

初期症状 倦怠感，食欲不振，発熱，黄疸，発疹，吐き気・嘔吐，かゆみ

検査頻度		添文 警告 重要 その他
検査項目	AST，ALT，TB，γGT，ALP	
検査時期・頻度	定期的(目安：1～3カ月に1回)	

📝 海外の市販後報告で死亡例。

(禁忌) ・重篤な肝障害のある患者

抗うつ薬(SSRI)

エスシタロプラムシュウ酸塩（レクサプロ 錠）

不整脈

（QT延長，心室頻拍）

初期症状 めまい，動悸，胸痛，胸部不快感，意識消失，失神，痙攣など

検査頻度		添文 警告 **重要** その他
検査項目	心電図	
検査時期・頻度	投与開始1週間以内，以後定期的(目安：受診ごと，適宜)	

❶ 検査値異常時の対応
投与を中止し，適切な処置を行う。

📝 本剤のラセミ体であるシタロプラムのQT延長試験の結果を受けて設定。EMAの措置にならって禁忌に設定された。

肝機能障害患者，高齢者，遺伝的にCYP2C19の活性が欠損していることが判明している患者(Poor Metabolizer)では，血中濃度が上昇しQT延長などの副作用が発現しやすいおそれがあるため，10mgを上限とする。

(禁忌)・QT延長のある患者(先天性QT延長症候群など)
・ピモジドを投与中の患者

抗うつ薬(三環系)

イミプラミン塩酸塩 (トフラニール 錠)
クロミプラミン塩酸塩 (アナフラニール 錠 注)

無顆粒球症,(クロミプラミンのみ)汎血球減少

(初期症状) 発熱,全身倦怠,咽頭痛など

検査頻度	添文 警告 重要 その他
検査項目	WBC,RBC
検査時期・頻度	定期的(目安:受診ごと)

検査値異常時の対応
投与を中止し,適切な処置(抗生物質やG-CSFの投与など)を行う。

三環系抗うつ薬による顆粒球減少症は直接的な骨髄毒性とする報告がみられているが,詳細は不明である。

不整脈

(QT延長,心室頻拍)

(初期症状) めまい,動悸,胸痛,胸部不快感,意識消失,失神,痙攣など

検査頻度	添文 警告 重要 その他
検査項目	心電図
検査時期・頻度	投与開始1週間以内,以後定期的(目安:受診ごと,適宜)

検査値異常時の対応
投与を中止し,適切な処置を行う(必要に応じて体外式人工ペースメーカーの挿入などが行われる。ジルチアゼム,硫酸マグネシウムなどが有効であったとの報告がある)。

キニジン様の伝導障害。

・QT延長症候群のある患者

MS治療薬

インターフェロンベータ1a (アボネックス 注(筋注))
インターフェロンベータ1b (ベタフェロン 注射用(皮下注))

肝障害

(初期症状) 倦怠感,食欲不振,発熱,黄疸,発疹,吐き気・嘔吐,かゆみ

検査頻度		添文 警告 重要 その他
検査項目	AST,ALT,γGTなど	
検査時期・頻度	投与開始前および投与中は1〜3カ月に1回	

❗ 検査値異常時の対応
投与を中止し,適切な処置を行う。

(禁忌) ・非代償性肝疾患の患者
・自己免疫性肝炎の患者

白血球・血小板減少,汎血球減少

(初期症状) 発熱,全身倦怠,咽頭痛など

検査頻度		添文 警告 重要 その他
検査項目	RBC,Hb,WBC,Neu,PLT	
検査時期・頻度	定期的(目安:1〜3カ月)	

❗ 検査値異常時の対応
投与を中止し,適切な処置を行う。

MS治療薬

ネフローゼ症候群

（初期症状）むくみ，尿量減少，倦怠感など

検査頻度 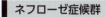　　　　　　　　　添文　警告　重要　その他

検査項目	尿蛋白
検査時期・頻度	定期的（目安：1～3カ月）

❗ 検査値異常時の対応
減量または休薬するなど適切な処置を行う。

MS治療薬

ナタリズマブ (タイサブリ 注)

進行性多巣性白質脳症 (PML)

初期症状 片麻痺，四肢麻痺，認知機能障害，失語症，視覚障害など

検査頻度 ➡️ 　　　　　　　　　　　　　　　　添文　警告 重要 その他

検査項目	抗JCV抗体
検査時期・頻度	投与開始前，6カ月ごと

❗ 検査値異常時の対応
投与を中止し，PMLの発症の有無を確認する。PMLの発症が確認できなかったが疑いが残る場合には，投与を再開せず再検査する。

📝 PMLはヒトポリオーマウイルスであるJCVの増殖により，脳のオリゴデンドロサイトの変性を伴う破壊(溶解感染)が生じる。

適正使用ガイド参照。

禁忌 ・PMLの患者またはその既往歴のある患者

アミオダロン塩酸塩 (アンカロン錠)

不整脈

(既存の不整脈の重度の悪化，TdP，心不全，徐脈，心停止，完全房室ブロック，血圧低下)

初期症状 めまい，動悸，胸痛，胸部不快感，意識消失，失神，痙攣など

検査頻度	添文 警告 重要 その他
検査項目	脈拍，血圧，心電図，心エコー
検査時期・頻度	投与開始前，投与開始1カ月後，投与中3カ月ごと

検査値異常時の対応
減量あるいは中止するなど，適切な処置を行う。

不整脈の悪化は投与開始初期または導入期にあらわれることが多いため，入院で投与開始（頻回に心電図検査）。

禁忌 ・重篤な洞不全症候群のある患者
・2度以上の房室ブロックのある患者
・リトナビル，サキナビル，インジナビル，ネルフィナビル，スパルフロキサシン，モキシフロキサシン，バルデナフィル，シルデナフィル，トレミフェン，テラプレビル，フィンゴリモド，エリグルスタットを投与中の患者

肝障害

(劇症肝炎，肝硬変，肝障害)

初期症状 倦怠感，食欲不振，発熱，黄疸，発疹，吐き気・嘔吐，かゆみ

検査頻度	添文 警告 重要 その他
検査項目	AST，ALT，γGTなど
検査時期・頻度	投与開始前，投与開始1カ月後，投与中3カ月ごと

検査値異常時の対応
中止するなど，適切な処置を行う。

Kチャネル遮断薬

肺障害

(間質性肺炎,肺胞炎,肺線維症)

初期症状 息切れ,呼吸困難,咳,発熱

検査頻度 添文 警告 **重要** その他

検査項目	胸部レントゲンまたは胸部CT,肺機能検査(% DLco)
検査時期・頻度	投与開始前,投与開始1カ月後,投与中3カ月ごと

！ 検査値異常時の対応
投与を中止するなど,適切な処置(必要に応じてステロイド療法など)を行う。

甲状腺機能亢進症,甲状腺炎,甲状腺機能低下症

初期症状 動悸,頻脈,息切れ,振戦,体重減少,暑がり,発汗過多,神経質で気分がイライラする,全身倦怠感,疲労感,筋力低下,食欲亢進,下痢,甲状腺腫,無気力,易疲労感,眼瞼浮腫,寒がり,体重増加,動作緩慢,嗜眠,記憶力低下,便秘,嗄声など

検査頻度 添文 警告 **重要** その他

検査項目	T_3, T_4, TSH
検査時期・頻度	投与開始前,投与開始1カ月後,投与中3カ月ごと,投与終了後数カ月

！ 検査値異常時の対応
投与を中止するなど,適切な処置を行う。

📝 T_4からT_3への末梢での変換を阻害し,甲状腺ホルモンの生合成と代謝に影響を及ぼすため。

禁忌 ・本剤の成分あるいはヨウ素に過敏症の既往歴のある患者

・副作用の多くは可逆的であり投与中止により消失または軽快すると報告されているが,本剤の血漿からの消失半減期が長いため,すぐには消失しない場合があるので注意。

Kチャネル遮断薬

アミオダロン塩酸塩 (アンカロン 注)

不整脈

(既存不整脈の悪化, TdP, 心停止, 血圧低下, 徐脈, 心不全)

初期症状 めまい, 動悸, 胸痛, 胸部不快感, 意識消失, 失神, 痙攣など

検査頻度			添文 警告 重要 その他
検査項目	脈拍, 血圧, 心電図, 心エコー		
検査時期・頻度	心電図および血圧の連続監視		

❶ 検査値異常時の対応
投与を中止するなど, 適切な処置を行う。

 CCU, ICUなどで心電図および血圧の連続監視下で使用。

禁忌 ・洞性徐脈, 洞房ブロック, 重度伝導障害または洞不全症候群があり, ペースメーカーを使用していない患者
・循環虚脱または重篤な低血圧のある患者
・リトナビル, サキナビル, インジナビル, ネルフィナビル, クラスⅠaおよびⅢの抗不整脈薬, ベプリジル, スパルフロキサシン, モキシフロキサシン, エリスロマイシン (注射), ペンタミジン, トレミフェン, テラプレビル, フィンゴリモド, エリグルスタットを投与中の患者

肝障害

(肝炎, 肝機能障害, 黄疸, 肝不全)

初期症状 倦怠感, 食欲不振, 発熱, 黄疸, 発疹, 吐き気・嘔吐, かゆみ

検査頻度			添文 警告 重要 その他
検査項目	AST, ALT, γGTなど		
検査時期・頻度	投与開始から3日間は1日2回以上		

❶ 検査値異常時の対応
減量あるいは投与を中止するなど, 適切な処置を行う。

Kチャネル遮断薬

ニフェカラント塩酸塩（シンビット 注射用）

不整脈

初期症状 めまい，動悸，胸痛，胸部不快感，意識消失，失神，痙攣など

検査頻度	添文 警告 重要 その他
検査項目	心電図
検査時期・頻度	心電図の連続監視（投与終了後は少なくとも1時間）

❗ 検査値異常時の対応
過度のQT時間の延長が認められた場合（0.6秒を超える場合）には，減量するかまたは投与を中止する。

📝 投与終了後は少なくとも1時間の心電図などの連続監視にて経過観察を十分に行う。

禁忌 ・QT延長症候群の患者
・アミオダロン（注射），フィンゴリモド，エリグルスタットを投与中の患者

バソプレシン受容体拮抗薬

トルバプタン (サムスカ錠)

脱水症状, 高Na血症, 橋中心髄鞘崩壊症

初期症状 口渇感など

検査頻度	添文 警告 重要 その他
検査項目	血清Na濃度, 体重, 血圧, 脈拍数, 尿量
検査時期・頻度	投与開始前, 2週間後までは頻回。投与後24時間以内に水利尿効果が強くあらわれるため, 少なくとも投与開始4〜6時間後, 8〜12時間後に血清Na濃度を測定。投与開始後1週間は毎日。

❗ 検査値異常時の対応
適切な水分補給を行い, 体重, 血圧, 脈拍数, 尿量などを頻回に測定する。

📝 急激な水利尿により高ナトリウム血症や脱水症状を引き起こすおそれがある。急激な血清ナトリウム濃度の上昇による橋中心髄鞘崩壊症を来すおそれがある。
血清Na濃度が125mEq/L未満の患者, 急激な循環血漿量の減少が好ましくない患者には, 半量から開始することが望ましい。

禁忌
・無尿の患者
・口渇を感じない, または水分摂取が困難な患者
・高ナトリウム血症の患者

バソプレシン受容体拮抗薬

肝障害

初期症状 倦怠感,食欲不振,発熱,黄疸,発疹,吐き気・嘔吐,かゆみ

検査頻度		添文 警告 重要 その他
検査項目	AST,ALT,γGT,ALP,TBなど	
検査時期・頻度	投与開始前,2週間後までは頻回	

❶ 検査値異常時の対応
投与を中止し,適切な処置を行う。

・日本循環器学会・日本心不全学会合同ステートメントとして,「バソプレシンV2受容体拮抗薬の適正使用に関するステートメント」が公開されている。

バソプレシン受容体拮抗薬

トルバプタン（サムスカ（常染色体優性多発性のう胞腎）錠）

脱水症状，高Na血症，橋中心髄鞘崩壊症

初期症状 口渇感など

検査頻度				添文 警告 重要 その他
検査項目	血清Na濃度			
検査時期・頻度	投与開始後の用量漸増期は来院ごと，その後，少なくとも月1回			

検査値異常時の対応
適切な水分補給を行い，体重，血圧，脈拍数，尿量などを頻回に測定する。

禁忌
・口渇を感じない，または水分摂取が困難な患者
・高ナトリウム血症の患者

肝障害

初期症状 倦怠感，食欲不振，発熱，黄疸，発疹，吐き気・嘔吐，かゆみ

検査頻度				添文 警告 重要 その他
検査項目	AST，ALT，γGT，ALP，TBなど			
検査時期・頻度	投与開始時，増量時に加え少なくとも月1回			

検査値異常時の対応
投与を中止し，適切な処置を行う。

禁忌
・慢性肝炎，薬剤性肝機能障害などの肝機能障害（常染色体優性多発性のう胞腎に合併する肝のう胞を除く）またはその既往歴のある患者

禁忌
・重篤な腎機能障害（eGFR15mL/min/1.73m^{3}未満）
（用法・用量に関連する使用上の注意：重度の腎機能障害のある患者では減量する。Ccrが30mL/min未満の患者で血中濃度が増加する。）

バソプレシン受容体拮抗薬

モザバプタン塩酸塩 (フィズリン錠)

橋中心髄鞘崩壊症,脱水

初期症状 □渇感など

検査頻度		添文 警告 重要 その他
検査項目	血清Na濃度,体重,血圧,脈拍数,尿量	
検査時期・頻度	頻回(本剤投与開始日には,投与前,投与4〜6時間後ならびに8〜12時間後に血清ナトリウム濃度を測定)	

入院させ,医師の監視下。
低ナトリウム血症を急激に補正することにより,橋中心髄鞘崩壊症をきたす。

エンドセリン受容体拮抗薬

ボセンタン水和物（トラクリア 錠 錠(小児用分散錠)）

肝障害

初期症状 倦怠感，食欲不振，発熱，黄疸，発疹，吐き気・嘔吐，かゆみ

検査頻度	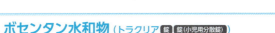	添文 警告 重要 その他
検査項目	AST，ALT	
検査時期・頻度	投与開始前，および投与中は少なくとも1カ月に1回（投与開始3カ月間は2週に1回）	

❗ 検査値異常時の対応
程度および臨床症状に応じて，減量および投与中止など適切な処置を行う。
投与中にASTまたはALTが基準値上限の3倍を超えた場合，用量調節と肝機能検査を行う。
再投与する場合は開始用量から始める。
AST，ALTは3日以内に確認し，2週間後に再度確認。
AST，ALTの上昇が肝障害の臨床症状(例：嘔気，嘔吐，発熱，腹痛，黄疸，嗜眠または疲労，インフルエンザ様症状など)を伴う場合，またはビリルビン値が基準値上限の2倍以上の場合は投与を中止。

禁忌 ・中等度・重度の肝障害患者
・グリベンクラミド投与中の患者

フィブラート系薬

フェノフィブラート (リピディル 錠)

肝障害

初期症状 倦怠感,食欲不振,発熱,黄疸,発疹,吐き気・嘔吐,かゆみ

検査頻度			添文 警告 **重要** その他
検査項目	AST, ALT, γGT, LD, ALP		
検査時期・頻度	3カ月後までは毎月,その後は3カ月ごと		

❗ 検査値異常時の対応
減量または投与中止などの適切な処置を行う。
ASTまたはALTが継続して正常上限の2.5倍あるいは100単位を超えた場合には投与を中止すること。
少なくとも1カ月以内に肝機能検査を実施。

📝 多く(95%以上)がフェノフィブラートカプセル製剤投与開始12週(3カ月)以内に発現する。

細胞障害性を示さず,肝細胞内においてみられるPPARαの活性化によりトランスアミナーゼのmRNAの発現を促進すると考えられる。
肝機能検査に異常のある患者または肝障害の既往のある患者には,1日投与量を53.3mgより開始する。

(禁忌) ・肝障害のある患者

フィブラート系薬

横紋筋融解症

初期症状 筋肉痛，脱力感

検査頻度 　　　　　　　　　**添文** 警告 重要 その他

検査項目	CK，血中および尿中ミオグロビン
検査時期・頻度	3カ月後までは毎月，その後は3カ月ごと

❗ 検査値異常時の対応

血清クレアチニン値が 2.5mg/dL 以上の場合には投与を中止し，血清クレアチニン値が 1.5mg/dL 以上 2.5mg/dL 未満の場合は 53.3mg から投与を開始するか，投与間隔を延長。

📝 腎機能低下時に横紋筋融解症があらわれることがあるので，BUN，クレアチニンなどの腎機能検査値をチェック。

禁忌 ・中等度以上の腎機能障害のある患者（目安：血清 Cr ≧ 2.5mg/dL）

内分泌・代謝系

フィブラート系薬

ベザフィブラート (ベザトールSR 徐放錠)

横紋筋融解症

初期症状 筋肉痛,脱力感

検査頻度		
検査項目	CK,血中および尿中ミオグロビン	
検査時期・頻度	定期的(目安:1~3カ月に1回)	

添文 警告 **重要** その他

❗ 検査値異常時の対応
投与を中止し,適切な処置を行う。

📝 腎機能低下時に横紋筋融解症があらわれることがあるので,BUN,クレアチニン値などの腎機能検査値をチェック。
血清クレアチニン値に応じて減量する。

禁忌
- 人工透析患者(腹膜透析を含む)
- 腎不全などの重篤な腎疾患のある患者
- 血清Cr≧2mg/dLの患者

肝障害

(肝機能障害,黄疸)

初期症状 倦怠感,食欲不振,発熱,黄疸,発疹,吐き気・嘔吐,かゆみ

検査頻度		
検査項目	AST,ALT,γGT	
検査時期・頻度	定期的(目安:1~3カ月に1回)	

添文 警告 **重要** その他

❗ 検査値異常時の対応
投与を中止し,適切な処置を行う。

ベンズブロマロン (ユリノーム錠)

肝障害

初期症状 倦怠感, 食欲不振, 発熱, 黄疸, 発疹, 吐き気・嘔吐, かゆみ

検査頻度		添文 警告 重要 その他
検査項目	AST, ALT	
検査時期・頻度	投与開始前および投与開始後6カ月間は受診ごと, その後定期的(目安：3～6カ月に1回)	

 検査値異常時の対応
投与を中止し, 適切な処置を行う。

重篤な肝障害は主に投与開始6カ月以内に発現する。

禁忌 ・肝障害のある患者

内分泌・代謝系

ビグアナイド薬

メトホルミン塩酸塩 (メトグルコ 錠)

乳酸アシドーシス

初期症状 胃腸症状,倦怠感,筋肉痛,過呼吸など

検査頻度		添文 警告 重要 その他
検査項目	eGFR, Cr, AST, ALT, ALP, γGT, TB	
検査時期・頻度	定期的(目安:1〜3カ月に1回)	

検査値異常時の対応
投与を中止し,必要な検査を行う。

腎機能障害または肝機能障害のある患者,高齢者に投与する場合は特に注意が必要(軽度の腎機能障害のある患者では,本剤の排泄が遅延し,血中濃度が上昇して乳酸アシドーシスを起こすおそれがある。肝機能障害のある患者では,肝臓における乳酸の代謝能が低下し,乳酸値が上昇するおそれがある)。

検査項目として挙げているものは,乳酸アシドーシス(血中乳酸値の上昇,乳酸/ピルビン酸比の上昇,血液pHの低下などを示す)の直接的な検査ではない。

禁忌
・乳酸アシドーシスの既往
・中等度以上の腎機能障害
・透析患者(腹膜透析を含む)
・重度の肝機能障害
・ショック,心不全,心筋梗塞,肺塞栓など心血管系,肺機能に高度の障害のある患者およびその他の低酸素血症を伴いやすい状態
・過度のアルコール摂取者
・脱水症,脱水状態が懸念される下痢,嘔吐などの胃腸障害のある患者
・重症感染症,手術前後,重篤な外傷のある患者

チアゾリジン薬

ピオグリタゾン塩酸塩 (アクトス 錠 OD錠)

心電図異常，心胸比増大

(初期症状) 浮腫，急激な体重増加，心不全症状・徴候（息切れ，動悸，心胸比増大，胸水など）

検査頻度		添文 警告 重要 その他
検査項目	心電図	
検査時期・頻度	定期的(目安：3カ月に1回)	

❗ 検査値異常時の対応
浮腫，急激な体重増加，心不全症状などがみられた場合には投与中止，ループ利尿薬(フロセミドなど)の投与など適切な処置を行う。

📝 近位尿細管においてナトリウム再吸収を亢進させる。

(禁忌) ・心不全の患者およびその既往歴のある患者

内分泌・代謝系

DPP-4阻害薬

アナグリプチン(スイニー錠)
アログリプチン安息香酸塩(ネシーナ錠)
サキサグリプチン水和物(オングリザ錠)
シタグリプチンリン酸塩水和物(ジャヌビア錠, グラクティブ錠)
リナグリプチン(トラゼンタ錠)

低血糖

(初期症状) めまい,ふらつき,空腹感,脱力感,冷汗,動悸,振戦,いらいら感など

添文 警告 重要 その他

検査項目	血糖値
検査時期・頻度	定期的(目安:1~3カ月に1回)

❗ 検査値異常時の対応
低血糖症状が認められた場合には,糖質を含む食品を摂取するなど適切な処置を行う。ただし,α-グルコシダーゼ阻害薬との併用により低血糖症状が認められた場合にはブドウ糖を投与。

SU薬,速効型インスリン分泌促進薬,インスリンと併用する場合,低血糖のリスクが増加するおそれがあるため,これらと併用する場合にはSU薬,速効型インスリン分泌促進薬,インスリンの減量を検討する。

DPP-4阻害薬

トレラグリプチンコハク酸塩（ザファテック 錠）

低血糖

初期症状 めまい，ふらつき，空腹感，脱力感，冷汗，動悸，振戦，いらいら感など

検査頻度	添文 警告 重要 その他
検査項目	血糖値
検査時期・頻度	定期的（目安：1〜3カ月に1回）

検査値異常時の対応
低血糖症状が認められた場合には，糖質を含む食品を摂取するなど適切な処置を行う。ただし，α-グルコシダーゼ阻害薬との併用により低血糖症状が認められた場合にはブドウ糖を投与。

1週間に1回経口投与する薬剤であり，投与中止後も作用が持続するので，血糖値や副作用の発現について十分留意する。

SU薬，速効型インスリン分泌促進薬，インスリンと併用する場合，低血糖のリスクが増加するおそれがあるため，これらと併用する場合にはSU薬，速効型インスリン分泌促進薬，インスリンの減量を検討する。

DPP-4阻害薬

ビルダグリプチン（エクア錠）

低血糖

初期症状 めまい，ふらつき，空腹感，脱力感，冷汗，動悸，振戦，いらいら感など

検査頻度		添文 警告 重要 その他
検査項目	血糖値	
検査時期・頻度	定期的（目安：1〜3カ月に1回）	

❗ 検査値異常時の対応
低血糖症状が認められた場合には，糖質を含む食品を摂取するなど適切な処置を行う。ただし，α-グルコシダーゼ阻害薬との併用により低血糖症状が認められた場合にはブドウ糖を投与。

📝 SU薬，速効型インスリン分泌促進薬，インスリンと併用する場合，低血糖のリスクが増加するおそれがあるため，これらと併用する場合にはSU薬，速効型インスリン分泌促進薬，インスリンの減量を検討する。

DPP-4阻害薬

肝障害

(肝炎など)

初期症状 倦怠感,食欲不振,発熱,黄疸,発疹,吐き気・嘔吐,かゆみ

検査頻度		添文 警告 重要 その他
検査項目	AST,ALT	
検査時期・頻度	投与開始前,投与開始後1年間は少なくとも3カ月ごとに,その後も定期的(目安:3~6カ月に1回)	

❶ 検査値異常時の対応
投与を中止するなど適切な処置を行う。黄疸や肝機能障害を示唆するその他の症状があらわれた場合には,本剤の投与を中止し,その後回復した場合でも再投与しない。

禁忌 ・重度の肝機能障害のある患者

DPP-4阻害薬・チアゾリジン薬配合剤

アログリプチン安息香酸塩・ピオグリタゾン塩酸塩
(リオベル錠)

低血糖

初期症状 めまい，ふらつき，空腹感，脱力感，冷汗，動悸，振戦，いらいら感など

検査頻度 ▶ 👥 👥 👤　　　添文 警告 **重要** その他

検査項目	血糖値
検査時期・頻度	定期的（目安：1～3カ月に1回）

❗ 検査値異常時の対応
低血糖症状が認められた場合には，糖質を含む食品を摂取するなど適切な処置を行う。ただし，α-グルコシダーゼ阻害薬との併用により低血糖症状が認められた場合にはブドウ糖を投与。

📝 SU薬，速効型インスリン分泌促進薬，インスリンと併用する場合，低血糖のリスクが増加するおそれがあるため，これらと併用する場合にはSU薬，速効型インスリン分泌促進薬，インスリンの減量を検討する。

DPP-4阻害薬・チアゾリジン薬配合剤

心電図異常，心胸比増大

初期症状 浮腫，急激な体重増加，心不全症状・徴候（息切れ，動悸，心胸比増大，胸水など）

検査頻度	添文 警告 **重要** その他
検査項目	心電図
検査時期・頻度	定期的（目安：3カ月に1回）

🛈 検査値異常時の対応
浮腫，急激な体重増加，心不全症状などがみられた場合には投与中止，ループ利尿薬（フロセミドなど）の投与など適切な処置を行う。

📝 近位尿細管におけるナトリウム再吸収を亢進させる。

禁忌 ・心不全の患者およびその既往歴のある患者

・中等度以上の腎障害患者（Ccr＜50mL/min[※]）では，排泄の遅延によりアログリプチンの血中濃度が上昇するため，アログリプチンおよびピオグリタゾンの各単剤を併用する。

※Ccrに相当するScrの換算値：男性＞1.4mg/dL，女性＞1.2mg/dL（60歳，体重65kgの場合）

内分泌・代謝系

活性型ビタミンD_3製剤

アルファカルシドール (アルファロール 散 カ 内用液)

高カルシウム血症

初期症状 口渇，倦怠感，脱力感，食欲不振，嘔吐，腹痛，筋力低下など

検査頻度			
検査項目	血清Ca		
検査時期・頻度	定期的(目安：1〜3カ月に1回)		

❗ 検査値異常時の対応
休薬。休薬により血清カルシウム値が正常域に達したら，減量して投薬を再開する。

活性型ビタミンD_3製剤

マキサカルシトール (オキサロール 注)

高カルシウム血症

初期症状 口渇，倦怠感，脱力感，食欲不振，嘔吐，腹痛，筋力低下など

検査頻度		添文 警告 重要 その他
検査項目	血清Ca	
検査時期・頻度	2週に1回以上	

検査値異常時の対応
目安として血清カルシウム値が11.0mg/dLを超えたときには，さらに測定頻度を高くし（週に1回以上），減量あるいは中止する。

低アルブミン血症（血清アルブミン量が4.0g/dL未満）の場合は，補正値を指標に用いることが望ましい。

補正カルシウム値（mg/dL）
＝血清カルシウム値（mg/dL）－血清アルブミン値（g/dL）＋4.0

・初回は血清インタクト副甲状腺ホルモン（intact - PTH）が500pg/mL未満（あるいは血清高感度副甲状腺ホルモン（HS - PTH）が40,000pg/mL未満）では，本剤を1回5μg，血清intact-PTHが500pg/mL以上（あるいはHS - PTHが40,000pg/mL以上）では，1回10μgから開始する。
・投与量は，血清PTHレベル，血清カルシウムおよび無機リン値に注意しながら，減量・休薬を考慮する。
・血清intact - PTHが150pg/mL以下に低下した場合は本剤の投与を中止する。

活性型ビタミン D₃ 製剤

マキサカルシトール (オキサロール 外用)

高カルシウム血症

初期症状 口渇,倦怠感,脱力感,食欲不振,嘔吐,腹痛,筋力低下など

検査頻度		添文 警告 重要 その他
検査項目	血清Ca	
検査時期・頻度	2〜4週後に1回,その後定期的(目安:1〜3カ月に1回)	

❗ 検査値異常時の対応
使用を中止し,血中カルシウム値,尿中カルシウム値などの生化学検査を行い,必要に応じて輸液などの処置を行う。

📝 皮疹が広範囲にある場合や,皮疹重症度が高く,皮膚のバリア機能が低下して本剤の経皮吸収が増加する可能性のある患者では,高カルシウム血症が発現しやすい。本剤を少量から開始し,血中カルシウム値および腎機能検査を定期的に行う。

急性腎不全

初期症状 口渇,全身倦怠感,むくみ,尿量減少

検査頻度		添文 警告 重要 その他
検査項目	Cr, BUN	
検査時期・頻度	2〜4週後に1回,その後定期的(目安:1〜3カ月に1回)	

❗ 検査値異常時の対応
使用を中止し,適切な処置を行う。

📝 高カルシウム血症に伴い発現。腎前性の急性腎不全。

抗甲状腺薬

チアマゾール (メルカゾール 錠 注)

汎血球減少，再生不良性貧血，無顆粒球症，白血球減少

初期症状 発熱，全身倦怠，咽頭痛など

検査頻度	添文 警告 重要 その他
検査項目	RBC, Hb, WBC, Neu, PLT
検査時期・頻度	投与開始2カ月間は2週に1回以上，3カ月以降は定期的（目安：1〜3カ月に1回）

検査値異常時の対応
投与を中止し，適切な処置を行う。

定期的な血液検査において，白血球数が正常域であったとしても，減少傾向にある場合にはただちに投与を中止。

新たに投与開始する場合は，無顆粒球症などは主に投与開始2カ月以内にあらわれることがある。

内分泌・代謝系

ヒト型抗RANKLモノクローナル抗体

デノスマブ (ランマーク 注(皮下注))

低カルシウム血症

初期症状 QT延長，痙攣，テタニー，しびれ，失見当識など

検査頻度 👥 👥 👥　　　**添文** 警告 重要 その他

検査項目	血清Ca，リンなどの血清電解質濃度
検査時期・頻度	投与開始前および投与開始後1カ月間は週1回，その後，月1回

❶ 検査値異常時の対応
カルシウムおよびビタミンDの経口投与に加えて，緊急を要する場合には，カルシウムの点滴投与を併用するなど，適切な処置を速やかに行う。

📝 治療開始後数日から，低カルシウム血症があらわれることがある。
破骨細胞の活性化を抑制することで，骨吸収抑制に伴う血中へのカルシウム放出量が低下する。
低アルブミン血症（血清アルブミン量が4.0g/dL未満）の場合は，補正値を指標に用いることが望ましい。
補正カルシウム値(mg/dL)
＝血清カルシウム値(mg/dL) − 血清アルブミン値(g/dL) + 4.0

抗凝固薬(クマリン系)

ワルファリンカリウム (ワーファリン 顆 錠)

《カペシタビンとの併用時》

出血

(初期症状) 鼻出血,歯肉出血,皮下出血,血尿,喀血,吐血および血便など

検査頻度		添文 警告 重要 その他
検査項目	プロトロンビン時間,トロンボテスト	
検査時期・頻度	定期的(目安:1〜3カ月に1回)	

❶ 検査値異常時の対応
減量または休薬,あるいはビタミンK製剤投与,新鮮凍結血漿の輸注などの適切な処置を行う。

 併用開始数日後から本剤投与中止後1カ月以内の期間に発現。
薬物代謝酵素CYP2C9の阻害による作用増強に注意。
警告欄にはカペシタビンとの併用時の記載のみだが,ワルファリンカリウムの効果ならびに副作用のモニタリングのため,投与中は定期的にPT-INRなどを測定する。

(禁忌) ・出血している患者,出血する可能性のある患者
・重篤な肝・腎障害のある患者
・中枢神経系の手術または外傷後日の浅い患者

抗血栓薬

抗凝固薬（直接トロンビン阻害薬）

ダビガトランエテキシラートメタンスルホン酸塩
(プラザキサ カ)

出血

初期症状 鼻出血，歯肉出血，皮下出血，血尿，喀血，吐血および血便など

検査頻度		添文 警告 重要 その他
検査項目	血液凝固に関する検査値，Hb，Ht，便潜血など	
検査時期・頻度	2カ月間は2週に1回以上，その後定期的（目安：1～3カ月に1回）	

❗ 検査値異常時の対応
投与の中止や止血など適切な処置を行う。

📝 活性化部分トロンボプラスチン時間（APTT）は，出血している患者では過度の抗凝固作用を判断する目安となる可能性がある。

中等度の腎障害（Ccr30～50mL/min）の患者では，ダビガトランの血中濃度が上昇するおそれがあるため，本剤1回110mg 1日2回投与を考慮し，慎重に投与。

（禁忌）・透析患者を含む高度腎障害
・出血症状のある患者，出血性素因のある患者および止血障害のある患者
・臨床的に問題となる出血リスクのある器質的病変（6カ月以内の出血性脳卒中を含む）の患者
・イトラコナゾール（経口剤）を投与中の患者

抗凝固薬(直接Ⅹa阻害薬)

アピキサバン (エリキュース錠)

出血

初期症状 鼻出血, 歯肉出血, 皮下出血, 血尿, 喀血, 吐血および血便など

検査頻度	添文 警告 重要 その他
検査項目	血液凝固に関する検査値, Hb, Ht, 便潜血など
検査時期・頻度	2カ月間は2週に1回以上, その後定期的(目安:1~3カ月に1回)

❶ 検査値異常時の対応
投与の中止や止血など適切な処置を行う。

プロトロンビン時間(PT), 国際標準比(INR), 活性化部分トロンボプラスチン時間(APTT)などの各種凝固パラメータは, 本剤の抗凝固能を測定するのに十分な感度を有していない。
非弁膜症性心房細動患者における虚血性脳卒中および全身性塞栓症の発症抑制:血清クレアチニン値1.5mg/dL以上, 80歳以上, 体重60kg以下のうち, 2つ以上に該当する患者は1回2.5mg 1日2回経口投与。

禁忌 ①・臨床的に問題となる出血症状のある患者
・血液凝固異常および臨床的に重要な出血リスクを有する肝疾患患者
②非弁膜症性心房細動患者における虚血性脳卒中および全身性塞栓症の発症抑制:腎不全(Ccr15mL/min未満)
③静脈血栓塞栓症(深部静脈血栓症および肺血栓塞栓症)の治療および再発抑制:重度腎障害(Ccr30mL/min未満)

抗血栓薬

抗凝固薬（直接Ⅹa阻害薬）

エドキサバントシル酸塩水和物 (リクシアナ 錠)

出血

初期症状 鼻出血，歯肉出血，皮下出血，血尿，喀血，吐血および血便など

検査頻度		添文 警告 重要 その他
検査項目	血液凝固に関する検査値，Hb，Ht，便潜血など	
検査時期・頻度	2カ月間は2週に1回以上，その後定期的（目安：1～3カ月に1回）	

検査値異常時の対応
投与の中止や止血など適切な処置を行う。

プロトロンビン時間（PT），国際標準比（INR），活性化部分トロンボプラスチン時間（APTT）などの各種凝固パラメータは，本剤の抗凝固能を測定するのに十分な感度を有していない。
腎障害患者では本剤の血中濃度の上昇のおそれがあるため，投与量を減量する。
禁忌 ①出血している患者（頭蓋内出血，後腹膜出血または他の重要臓器における出血など）
②非弁膜症性心房細動患者における虚血性脳卒中及び全身性塞栓症の発症抑制，静脈血栓塞栓症（深部静脈血栓症及び肺血栓塞栓症）の治療及び再発抑制：
　・腎不全（Ccr15mL/min 未満）
　・凝血異常を伴う肝疾患の患者
③下肢整形外科手術施行患者における静脈血栓塞栓症の発症抑制：
　・高度の腎機能障害（Ccr30mL/min 未満）

抗凝固薬(直接Ⅹa阻害薬)

リバーロキサバン (イグザレルト 細 錠)

出血

初期症状 鼻出血,歯肉出血,皮下出血,血尿,喀血,吐血および血便など

検査頻度		添文 警告 重要 その他
検査項目	血液凝固に関する検査値,Hb,Ht,便潜血など	
検査時期・頻度	2カ月間は2週に1回以上,その後定期的(目安:1〜3カ月に1回)	

❶ 検査値異常時の対応
投与の中止や止血など適切な処置を行う。

プロトロンビン時間国際標準比(PT-INR)は本剤の抗凝固作用について標準化された指標でなく,活性化部分トロンボプラスチン時間(APTT)などの凝固能検査は,本剤の抗凝固作用をモニタリングする指標として推奨されない。

非弁膜症性心房細動患者における虚血性脳卒中および全身性塞栓症の発症抑制:Ccr 30〜49mL/minの患者には,10mgを1日1回投与。Ccr 15〜29mL/minの患者では,本剤の血中濃度が上昇することが示唆されているため,本剤投与の適否を慎重に検討した上で,投与する場合は10mgを1日1回投与。

禁忌 ①・出血している患者
- 凝固障害を伴う肝疾患の患者
- 中等度以上の肝障害患者
- HIVプロテアーゼ阻害薬,「ヴィキラックス」を投与中の患者
- コビシスタット含有製剤を投与中の患者
- アゾール系抗真菌薬を投与中の患者

②非弁膜症性心房細動患者における虚血性脳卒中および全身性塞栓症の発症抑制:腎不全(Ccr 15mL/min未満)の患者

③深部静脈血栓症及び肺血栓塞栓症の治療および再発抑制:重度の腎障害(Ccr 30mL/min未満)の患者

抗血小板薬

クロピドグレル硫酸塩 (プラビックス錠)

血栓性血小板減少性紫斑病 (TTP), 無顆粒球症

初期症状 TTP:幻覚, 痙攣, 錯乱などの動揺する精神・神経症状, 紫斑などの出血症状, 倦怠感, 食欲不振, 発熱など
無顆粒球症:発熱, 咽頭痛, 倦怠感などの風邪様症状

検査頻度	添文 警告 **重要** その他
検査項目	血液検査(WBC, PLT, 好中球)
検査時期・頻度	投与開始2カ月間は2週に1回程度

❗ 検査値異常時の対応
投与を中止し, 血液検査(網赤血球, 破砕赤血球の同定を含む)を実施し, 必要に応じ血漿交換などの適切な処置を行う。

肝障害

初期症状 倦怠感, 食欲不振, 発熱, 黄疸, 発疹, 吐き気・嘔吐, かゆみ

検査頻度	添文 警告 **重要** その他
検査項目	AST, ALT, γGT
検査時期・頻度	投与開始2カ月間は2週に1回程度

❗ 検査値異常時の対応
投与を中止し, 必要に応じ適切な処置を行う。

抗血小板薬

チクロピジン塩酸塩 (パナルジン 細 錠)

血栓性血小板減少性紫斑病 (TTP), 無顆粒球症

初期症状 TTP：幻覚, 痙攣, 錯乱などの動揺する精神・神経症状, 紫斑などの出血症状, 倦怠感, 食欲不振, 発熱など
無顆粒球症：発熱, 咽頭痛, 倦怠感などの風邪様症状

検査頻度　　　　　　　　　　　　　添文 警告 重要 その他

検査項目	血球算定(RBC, PLT, 白血球分画(好中球, 好酸球, 好塩基球, リンパ球, 単球))
検査時期・頻度	投与開始2カ月間は2週に1回以上, 3カ月以降は定期的 (目安：1～3カ月に1回)

❗ 検査値異常時の対応
投与を中止し, 血液検査(網赤血球, 破砕赤血球の同定を含む)を実施し, 必要に応じ血漿交換などの適切な処置を行う。

📝 特に投与開始後2カ月以内にあらわれることがある。

(禁忌) ・白血球減少症の患者

抗血小板薬

肝障害

初期症状 倦怠感,食欲不振,発熱,黄疸,発疹,吐き気・嘔吐,かゆみ

検査頻度		添文 警告 重要 その他
検査項目	AST, ALT, TB, TC	
検査時期・頻度	投与開始2カ月間は2週に1回以上,3カ月以降は定期的(目安:1〜3カ月に1回)	

❗ 検査値異常時の対応
投与を中止し,適切な処置を行う。

📝 特に投与開始後2カ月以内にあらわれることがある。

禁忌 ・重篤な肝障害のある患者

抗血小板薬

プラスグレル塩酸塩 (エフィエント錠)

血栓性血小板減少性紫斑病 (TTP)

初期症状 幻覚，痙攣，錯乱などの動揺する精神・神経症状，紫斑などの出血症状，倦怠感，食欲不振，発熱など

検査頻度		添文 警告 重要 その他
検査項目	PLT	
検査時期・頻度	投与開始2カ月間は2週に1回程度	

❗ 検査値異常時の対応
投与を中止し，血液検査(網赤血球，破砕赤血球の同定を含む)を実施し，必要に応じ血漿交換などの適切な処置を行う。

📝 警告欄に定期的な検査の必要性が明記されているチクロピジンに比べ，クロピドグレル，プラスグレルでは重要度が低くなっているものの，定期的な検査が望ましい。

血栓溶解薬（t-PA製剤）

モンテプラーゼ（クリアクター 注射用）

出血

(初期症状) 鼻出血，歯肉出血，皮下出血，血尿，喀血，吐血および血便など

検査頻度		添文 警告 重要 その他
検査項目	活性化部分トロンボプラスチン時間(APTT)や全血凝固時間(ACT)，RBC，Hb，Ht	
検査時期・頻度	頻回	

検査値異常時の対応
投与を中止し，適切な処置を行う。

本剤の投与は，CCUまたはこれに準ずる設備を有する施設において実施し，心電図のモニタリングや動脈血ガスなど継続して患者の状態の観察を十分に行い，望ましくない変化があらわれた場合は，適切な処置を行う。

(禁忌) ・出血している患者（消化管出血，尿路出血，後腹膜出血，頭蓋内出血，喀血）
・頭蓋内あるいは脊髄の手術または障害を受けた患者（2カ月以内）
・頭蓋内腫瘍，動静脈奇形，動脈瘤のある患者
・出血性素因のある患者
・重篤な高血圧症患者

DMARDs（免疫抑制薬）

メトトレキサート（リウマトレックス カ）

骨髄抑制

初期症状 発熱，咽頭痛，倦怠感，皮下出血，鼻出血，歯肉出血

検査頻度	添文 警告 重要 その他
検査項目	RBC，Hb，WBC，Neu，PLT
検査時期・頻度	投与開始前および4週間ごと

❗検査値異常時の対応
投与を中止し，適切な処置を行う。

📝 肝機能検査（AST，ALT），腎機能検査（BUN，Cr）もあわせて行う。

禁忌 ・骨髄抑制のある患者

肝障害

（劇症肝炎，肝不全）

初期症状 倦怠感，食欲不振，発熱，黄疸，発疹，吐き気・嘔吐，かゆみ

検査頻度	添文 警告 重要 その他
検査項目	AST，ALT
検査時期・頻度	投与開始前および4週間ごと

❗検査値異常時の対応
投与を中止し，適切な処置を行う。

禁忌 ・慢性肝疾患のある患者

抗リウマチ薬

💊 DMARDs（免疫抑制薬）

腎障害

（急性腎不全，尿細管壊死，重症ネフロパチー）

初期症状 食欲不振，体重減少，倦怠感，尿量減少，手足のむくみ

検査頻度	👤👤👤	添文 **警告 重要** その他
検査項目	Cr，尿蛋白	
検査時期・頻度	投与開始前および4週間ごと	

❗ 検査値異常時の対応
投与を中止し，適切な処置を行う。

禁忌 ・腎障害のある患者

間質性肺炎，肺線維症

初期症状 息切れ，呼吸困難，咳，発熱

検査頻度	👤	添文 **警告 重要** その他
検査項目	胸部X線，胸部CTなど	
検査時期・頻度	必要時	

❗ 検査値異常時の対応
投与を中止するとともに，ニューモシスティス肺炎との鑑別診断（β-Dグルカンの測定など）を考慮に入れ副腎皮質ホルモン剤の投与などの適切な処置を行う。また，患者に対し，咳嗽，呼吸困難などの呼吸器症状があらわれた場合には，ただちに連絡するよう注意。

骨髄抑制，肝機能障害，粘膜・消化管障害などの細胞毒性に起因する副作用が発現した場合には，適切な処置を行いながら，本剤の拮抗剤であるホリナートカルシウム（ロイコボリン）を以下の方法により投与する。
注射剤を投与する場合は通常，ホリナート（ロイコボリン）として成人1回6～12mgを6時間間隔で4回筋肉内注射する。錠剤を投与する場合は通常，ホリナートとして成人1回10mgを6時間間隔で4回経口投与する。
また，尿量，排尿回数をチェックし，排尿が少ないと判断したときは，点滴または経口により水分を補給し排尿を促す。

DMARDs（免疫抑制薬）

レフルノミド（アラバ錠）

肝障害

（肝不全，急性肝壊死など）

初期症状 倦怠感，食欲不振，発熱，黄疸，発疹，吐き気・嘔吐，かゆみ

検査頻度	添文 警告 重要 その他
検査項目	AST，ALT
検査時期・頻度	投与開始時，投与開始後6カ月間は少なくとも1カ月に1回，その後は1〜2カ月に1回

❗ 検査値異常時の対応

投与を中止し，適切な処置を行う。
本剤1日20mg投与中にALTが基準値上限の2倍以上3倍以下に上昇した場合には，1日10mgに減量し，より頻回に肝機能検査を行うなど患者の状態を十分に観察する。ALTが基準値上限の3倍以上に上昇した場合または1日10mg投与中においても2〜3倍の上昇が持続した場合，投与を中止し，薬物除去法を施行するなど適切な処置を行う。

禁忌 ・慢性肝疾患のある患者

抗リウマチ薬

DMARDs(免疫抑制薬)

骨髄抑制

初期症状 発熱,咽頭痛,倦怠感,皮下出血,鼻出血,歯肉出血

検査頻度		添文 **警告 重要** その他
検査項目	RBC,Hb,WBC,Neu,PLT	
検査時期・頻度	投与開始時,投与開始後6カ月間は2週に1回,その後は1〜2カ月に1回	

❗ 検査値異常時の対応
投与を中止し,適切な処置を行う。

📝 肝機能検査(AST,ALT),腎機能検査(BUN,Cr)もあわせて行う。
特に,免疫抑制剤や血液毒性を有する薬剤を最近まで投与されていたかまたは現在投与中の患者,貧血,白血球減少症,血小板減少症,骨髄機能低下,骨髄抑制のある患者,およびこれらの既往歴のある患者では,本剤の投与開始後6カ月以降も,血液学的検査を頻回に行う。

間質性肺炎

初期症状 息切れ,呼吸困難,咳,発熱

検査頻度		添文 **警告 重要** その他
検査項目	胸部X線,PaO_2 など	
検査時期・頻度	異常が認められた場合	

❗ 検査値異常時の対応
投与を中止するとともに薬物除去,副腎皮質ホルモン剤の投与などの適切な処置を行う。

DMARDs（免疫調節薬）

サラゾスルファピリジン（アザルフィジンEN 腸溶錠）

再生不良性貧血，汎血球減少症，無顆粒球症，血小板減少症，貧血，播種性血管内凝固症候群

(初期症状) 発熱，咽頭痛，倦怠感，皮下出血，鼻出血，歯肉出血

検査頻度	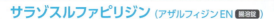 添文 警告 重要 その他
検査項目	RBC, Hb, WBC, Neu, PLT
検査時期・頻度	投与開始前および投与中は定期的（投与開始後3カ月間は2週に1回，次の3カ月間は4週に1回，その後は3カ月ごとに1回）

! 検査値異常時の対応
投与を中止し，適切な処置を行う。

📝 肝機能検査（AST，ALT），腎機能検査（BUN，Cr）もあわせて行う。

💊 DMARDs（免疫調節薬）

肝障害

（劇症肝炎，肝炎，肝機能障害，黄疸）

初期症状 倦怠感，食欲不振，発熱，黄疸，発疹，吐き気・嘔吐，かゆみ

検査頻度		添文 警告 **重要** その他
検査項目	AST，ALT	
検査時期・頻度	投与開始前および投与中は定期的（投与開始後3カ月間は2週に1回，次の3カ月間は4週に1回，その後は3カ月ごとに1回）	

❗ 検査値異常時の対応
投与を中止し，適切な処置を行う。

腎障害

（急性腎不全，ネフローゼ症候群，間質性腎炎）

初期症状 食欲不振，体重減少，倦怠感，尿量減少，手足のむくみ

検査頻度		添文 警告 **重要** その他
検査項目	Cr，尿蛋白	
検査時期・頻度	投与開始前および投与中は定期的（投与開始後3カ月間は2週に1回，次の3カ月間は4週に1回，その後は3カ月ごとに1回）	

❗ 検査値異常時の対応
投与を中止し，適切な処置を行う。

DMARDs(免疫調節薬)

ブシラミン (リマチル 錠)

再生不良性貧血,赤芽球癆,汎血球減少,無顆粒球症,血小板減少

(初期症状) 発熱,咽頭痛,倦怠感,皮下出血,鼻出血,歯肉出血

検査頻度	添文 警告 **重要** その他
検査項目	RBC, Hb, WBC, Neu, PLT
検査時期・頻度	投与開始前および投与中は月1回

検査値異常時の対応
投与を中止し,適切な処置を行う。

肝機能検査(AST,ALT),腎機能検査(BUN,Cr)もあわせて行う。

(禁忌) ・血液障害のある患者および骨髄機能が低下している患者

腎障害

(急性腎不全,ネフローゼ症候群)

(初期症状) 食欲不振,体重減少,倦怠感,尿量減少,手足のむくみ

検査頻度	添文 警告 **重要** その他
検査項目	Cr,尿蛋白
検査時期・頻度	投与開始前および投与中は6カ月間は月1回,その後3カ月に1回

検査値異常時の対応
投与を中止し,適切な処置を行う。

(禁忌) ・腎障害のある患者

抗リウマチ薬

DMARDs（免疫調節薬）

肝障害

（肝機能障害，黄疸）

[初期症状] 倦怠感，食欲不振，発熱，黄疸，発疹，吐き気・嘔吐，かゆみ

検査頻度		添文 警告 重要 その他
検査項目	AST，ALT	
検査時期・頻度	6カ月間は月1回，その後3カ月に1回	

! 検査値異常時の対応
投与を中止し，適切な処置を行う。

肺障害

（間質性肺炎，肺線維症など）

[初期症状] 息切れ，呼吸困難，咳，発熱

検査頻度		添文 警告 重要 その他
検査項目	胸部X線	
検査時期・頻度	6～12カ月ごと	

! 検査値異常時の対応
投与を中止し，適切な処置を行う。

DMARDs（生物学的製剤）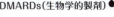

インフリキシマブ （レミケード 注射用）

多発性硬化症，視神経炎，横断性脊髄炎，ギラン・バレー症候群など

初期症状 しびれ，筋力の低下など

検査頻度		添文 警告 重要 その他
検査項目	神経学的評価や画像診断など	
検査時期・頻度	適宜	

禁忌 ・脱髄疾患（多発性硬化症など）およびその既往歴のある患者

抗リウマチ薬

DMARDs（生物学的製剤）

トシリズマブ（アクテムラ 注 キット）

敗血症，肺炎などの感染症

（敗血症，肺炎など）

初期症状 喘鳴，咳，咽頭痛など

検査頻度				添文 警告 重要 その他
検査項目	WBC，RBC，感染症が疑われる場合には胸部X線，CTなど			
検査時期・頻度	血液検査：受診ごと 画像検査：必要時			

📝 急性期反応（発熱，CRP増加など）を誘引するサイトカインIL-6の作用を抑制し，感染症の発見が遅れ，重篤化することがある。

禁忌 ・重篤な感染症を合併している患者

アルキル化薬

シクロホスファミド (エンドキサン 末 錠 注射用)

骨髄抑制

初期症状 発熱，咽頭痛，倦怠感，皮下出血，鼻出血，歯肉出血

検査頻度	添文 警告 重要 その他
検査項目	RBC, Hb, WBC, Neu, PLT
検査時期・頻度	頻回

⚠ 検査値異常時の対応
減量，休薬などの適切な処置を行う。

禁忌 ・重症感染症を合併している患者

出血性膀胱炎

初期症状 血尿，排尿時の痛み，残尿感

検査頻度	添文 警告 重要 その他
検査項目	尿検査
検査時期・頻度	頻回

⚠ 検査値異常時の対応
減量，休薬などの適切な処置を行う。出血性膀胱炎の防止のため尿量の増加を図る。

📝 肝機能検査（AST，ALT），腎機能検査（BUN，Cr）もあわせて行う。
（注射）泌尿器系障害の発現抑制のため，投与終了後24時間は150mL/時間以上の尿量を保つように，1日3L以上の輸液を投与するとともにメスナを併用する。

抗悪性腫瘍薬

アルキル化薬

肝障害

(肝機能障害, 黄疸)

初期症状 倦怠感, 食欲不振, 発熱, 黄疸, 発疹, 吐き気・嘔吐, かゆみ

検査頻度		添文 警告 重要 その他
検査項目	AST, ALT, TB	
検査時期・頻度	頻回	

❗ 検査値異常時の対応
投与を中止するなど適切な処置を行う。

腎障害

(急性腎不全)

初期症状 食欲不振, 体重減少, 倦怠感, 尿量減少, 手足のむくみ

検査頻度		添文 警告 重要 その他
検査項目	Cr, 尿検査	
検査時期・頻度	頻回	

❗ 検査値異常時の対応
投与を中止するなど適切な処置を行う。

アルキル化薬

ベンダムスチン塩酸塩（トレアキシン 注射用）

骨髄抑制

初期症状 発熱，咽頭痛，倦怠感，皮下出血，鼻出血，歯肉出血

検査頻度		添文 警告 重要 その他
検査項目	RBC，Hb，WBC，Neu，PLT	
検査時期・頻度	3週に1回以上	

❶ 検査値異常時の対応
減量，休薬，投与中止などの適切な処置を行う。使用上の注意に記載の休薬・減量基準参照。

📝 肝機能検査（AST，ALT），腎機能検査（BUN，Cr）もあわせて行う。

抗悪性腫瘍薬

代謝拮抗薬(ピリミジン代謝拮抗薬)

カペシタビン (ゼローダ錠)

《ワルファリンカリウムとの併用時》

血液凝固能検査値異常,出血

(初期症状) 皮下出血,血尿,鼻出血,歯肉出血,吐血,下血など

検査頻度		添文 警告 **重要** その他
検査項目	プロトロンビン時間,トロンボテスト	
検査時期・頻度	定期的(目安:1〜3カ月に1回)	

📝 併用開始数日後から本剤投与中止後1カ月以内の期間に発現。
P450への直接的な阻害の可能性は低いものの,酵素蛋白の合成系に対する間接的な影響を及ぼす可能性があると推察される。

骨髄抑制

(初期症状) 発熱,咽頭痛,倦怠感,皮下出血,鼻出血,歯肉出血

検査頻度		添文 警告 **重要** その他
検査項目	RBC,Hb,WBC,Neu,PLT	
検査時期・頻度	定期的(特に投与初期は頻回)	

❗ **検査値異常時の対応**
投与を中止し,適切な処置を行う。

📝 肝機能検査(AST,ALT),腎機能検査(BUN,Cr)もあわせて行う。

代謝拮抗薬(ピリミジン代謝拮抗薬)

肝障害

(初期症状) 倦怠感,食欲不振,発熱,黄疸,発疹,吐き気・嘔吐,かゆみ

検査頻度	添文 警告 重要 その他
検査項目	AST, ALT
検査時期・頻度	定期的(特に投与初期は頻回)

❗ 検査値異常時の対応
投与を中止し,適切な処置を行う。

腎障害

(初期症状) 食欲不振,体重減少,倦怠感,尿量減少,手足のむくみ

検査頻度	添文 警告 重要 その他
検査項目	Cr
検査時期・頻度	定期的(特に投与初期は頻回)

❗ 検査値異常時の対応
投与を中止し,適切な処置を行う。

(禁忌) ・重篤な腎障害のある患者

・使用上の注意に記載の休薬・減量基準参照。

抗悪性腫瘍薬

代謝拮抗薬（ピリミジン代謝拮抗薬）

ゲムシタビン塩酸塩（ジェムザール 注射用）

骨髄抑制

初期症状 発熱，咽頭痛，倦怠感，皮下出血，鼻出血，歯肉出血

検査頻度		添文 警告 重要 その他
検査項目	RBC, Hb, WBC, Neu, PLT	
検査時期・頻度	頻回（目安：週1回以上）	

❶ 検査値異常時の対応
減量，休薬などの適切な処置を行う。

肝機能検査（AST, ALT），腎機能検査（BUN, Cr）もあわせて行う。
適正使用ガイド参照。

禁忌 ・高度な骨髄抑制のある患者
・重症感染症を合併している患者

間質性肺炎

初期症状 息切れ，呼吸困難，咳，発熱

検査頻度		添文 警告 重要 その他
検査項目	胸部X線，胸部CT, PaO_2, $A-aDO_2$, DL_{CO}	
検査時期・頻度	定期的（目安：3カ月に1回）	

❶ 検査値異常時の対応
本剤による治療を中止し，ステロイド治療などの適切な処置を行う。

禁忌 ・胸部単純X線写真で明らかで，かつ臨床症状のある間質性肺炎または肺線維症のある患者

代謝拮抗薬(ピリミジン代謝拮抗薬)

肝障害

(肝機能障害,黄疸)

初期症状 倦怠感,食欲不振,発熱,黄疸,発疹,吐き気・嘔吐,かゆみ

検査頻度	添文 警告 重要 その他
検査項目	AST,ALT,ALP
検査時期・頻度	頻回(目安:週1回以上)

腎障害

(腎不全)

初期症状 食欲不振,体重減少,倦怠感,尿量減少,手足のむくみ

検査頻度	添文 警告 重要 その他
検査項目	Cr,尿蛋白
検査時期・頻度	頻回(目安:週1回以上)

抗悪性腫瘍薬

代謝拮抗薬（ピリミジン代謝拮抗薬）

テガフール （フトラフール 腸溶顆 カ 注 注射用 坐）

肝障害

（劇症肝炎など）

初期症状 倦怠感，食欲不振，発熱，黄疸，発疹，吐き気・嘔吐，かゆみ

検査頻度	添文 警告 **重要** その他
検査項目	AST，ALT
検査時期・頻度	定期的（特に投与開始から2カ月間は1カ月に1回以上）

❗ 検査値異常時の対応
投与を中止し，適切な処置を行う。

骨髄抑制

初期症状 発熱，咽頭痛，倦怠感，皮下出血，鼻出血，歯肉出血

検査頻度	添文 警告 **重要** その他
検査項目	RBC，Hb，WBC，Neu，PLT
検査時期・頻度	定期的（特に投与開始から2カ月間は1カ月に1回以上）

❗ 検査値異常時の対応
減量，休薬などの適切な処置を行う。

📝 肝機能検査（AST，ALT），腎機能検査（BUN，Cr）もあわせて行う。

代謝拮抗薬（ピリミジン代謝拮抗薬）

テガフール・ウラシル （ユーエフティ カ 顆）

《テガフール・ウラシル通常療法》

肝障害

(劇症肝炎など)

初期症状 倦怠感，食欲不振，発熱，黄疸，発疹，吐き気・嘔吐，かゆみ

検査頻度		添文 警告 重要 その他
検査項目	AST，ALT	
検査時期・頻度	定期的(特に投与開始から2カ月間は1カ月に1回以上)	

検査値異常時の対応
減量，休薬などの適切な処置を行う。黄疸(眼球黄染)があらわれた場合はただちに投与中止。

骨髄抑制

初期症状 発熱，咽頭痛，倦怠感，皮下出血，鼻出血，歯肉出血

検査頻度		添文 警告 重要 その他
検査項目	RBC，Hb，WBC，Neu，PLT	
検査時期・頻度	定期的(特に投与開始から2カ月間は1カ月に1回以上)	

検査値異常時の対応
減量，休薬などの適切な処置を行う。

📝 肝機能検査(AST，ALT)，腎機能検査(BUN，Cr)もあわせて行う。

(禁忌) ・重篤な骨髄抑制のある患者
・重篤な感染症を合併している患者

抗悪性腫瘍薬

代謝拮抗薬（ピリミジン代謝拮抗薬）

《ホリナート・テガフール・ウラシル併用療法》

肝障害

（劇症肝炎など）

(初期症状) 倦怠感，食欲不振，発熱，黄疸，発疹，吐き気・嘔吐，かゆみ

検査頻度		添文 警告 重要 その他
検査項目	AST，ALT，TB，ALP	
検査時期・頻度	少なくとも1クールに1回以上，特に投与開始から2クールは各クール開始前および当該クール中に1回以上	

❗ 検査値異常時の対応
減量，休薬などの適切な処置を行う。黄疸（眼球黄染）があらわれた場合はただちに投与中止。

📝 下痢，脱水に注意。

骨髄抑制

(初期症状) 発熱，咽頭痛，倦怠感，皮下出血，鼻出血，歯肉出血

検査頻度		添文 警告 重要 その他
検査項目	RBC，Hb，WBC，Neu，PLT	
検査時期・頻度	少なくとも1クールに1回以上，特に投与開始から2クールは各クール開始前および当該クール中に1回以上	

❗ 検査値異常時の対応
減量，休薬などの適切な処置を行う。

📝 肝機能検査（AST，ALT），腎機能検査（BUN，Cr）もあわせて行う。

(禁忌) ・重篤な骨髄抑制のある患者
・重篤な感染症を合併している患者

代謝拮抗薬（ピリミジン代謝拮抗薬）

テガフール・ギメラシル・オテラシルカリウム
（ティーエスワン 顆 OD錠 カ ）

骨髄抑制

初期症状 発熱，咽頭痛，倦怠感，皮下出血，鼻出血，歯肉出血

検査頻度	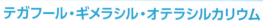 添文 警告 重要 その他
検査項目	RBC，Hb，WBC，Neu，PLT
検査時期・頻度	各クール開始前および投与期間中は2週に1回以上。特に1クール目および増量時には頻回に実施する。

検査値異常時の対応
休薬期間の延長，減量，投与中止などの適切な処置を行う。使用上の注意に記載の休薬・減量基準参照。

肝機能検査（AST，ALT），腎機能検査（BUN，Cr）もあわせて行う。

禁忌
・重篤な骨髄抑制のある患者
・重篤な腎障害のある患者

抗悪性腫瘍薬

代謝拮抗薬（ピリミジン代謝拮抗薬）

肝障害

（劇症肝炎など）

(初期症状) 倦怠感，食欲不振，発熱，黄疸，発疹，吐き気・嘔吐，かゆみ

検査頻度		添文 警告 重要 その他
検査項目	AST，ALT	
検査時期・頻度	各クール開始前および投与期間中は2週に1回以上。特に1クール目および増量時には頻回に実施する。	

❗ 検査値異常時の対応
休薬期間の延長，減量，投与中止などの適切な処置を行う。黄疸（眼球黄染）があらわれた場合にはただちに投与中止。使用上の注意に記載の休薬・減量基準参照。

(禁忌) ・重篤な肝障害のある患者

代謝拮抗薬(ピリミジン代謝拮抗薬)

トリフルリジン・チピラシル塩酸塩 (ロンサーフ 錠)

骨髄抑制

(初期症状) 発熱,咽頭痛,倦怠感,皮下出血,鼻出血,歯肉出血

検査頻度			添文 警告 重要 その他
検査項目	RBC,Hb,WBC,Neu,PLT		
検査時期・頻度	1カ月間は1週ごと,その後,2週ごと		

❶ 検査値異常時の対応

減量,休薬などの適切な処置を行う。使用上の注意に記載の休薬・減量基準参照。

肝機能検査(AST,ALT),腎機能検査(BUN,Cr)もあわせて行う。

抗悪性腫瘍薬

代謝拮抗薬（葉酸代謝拮抗薬）

ペメトレキセドナトリウム水和物 (アリムタ 注射用)

間質性肺炎

初期症状 息切れ，呼吸困難，咳，発熱

検査頻度 → 添文 **警告 重要** その他

検査項目	胸部X線，必要に応じて胸部CT，PaO_2，$A-aDO_2$，DL_{CO} など
検査時期・頻度	初期症状を認めた際，定期的(目安：3～6カ月ごと)

❗ 検査値異常時の対応
減量，休薬などの適切な処置を行う。間質性肺炎などの肺毒性の発症あるいは急性増悪が疑われた場合には，ただちに中止し，ステロイド治療などの適切な処置を行う。

・使用上の注意に記載の休薬・減量基準参照。

代謝拮抗薬(プリン代謝拮抗薬)

クラドリビン (ロイスタチン 注)

骨髄抑制

(初期症状) 発熱,咽頭痛,倦怠感,皮下出血,鼻出血,歯肉出血

検査頻度	添文 警告 重要 その他
検査項目	RBC,Hb,WBC,Neu,PLT
検査時期・頻度	投与開始8週間は1週ごと

肝機能検査(AST,ALT),腎機能検査(BUN,Cr)もあわせて行う。
リンパ球(CD4およびCD8陽性のT細胞)が減少し,特にCD4陽性のT細胞は遷延性に減少するため,過剰な免疫抑制により,ニューモシスチス・カリニ肺炎,真菌感染,ウイルス感染などの重症日和見感染症(敗血症,肺炎など)が発現する可能性がある。

抗悪性腫瘍薬

代謝拮抗薬（プリン代謝拮抗薬）

フルダラビンリン酸エステル（フルダラ 錠 注射用）

骨髄抑制

初期症状 発熱，咽頭痛，倦怠感，皮下出血，鼻出血，歯肉出血

検査頻度		添文 警告 重要 その他
検査項目	RBC，Hb，WBC，Neu，PLT	
検査時期・頻度	2週に1回以上	

❗ 検査値異常時の対応
減量，休薬などの適切な処置を行う。使用上の注意に記載の休薬・減量基準参照。

📝 肝機能検査（AST，ALT），腎機能検査（BUN，Cr）もあわせて行う。
リンパ球（CD4およびCD8陽性のT細胞）が減少し，特にCD4陽性のT細胞は遷延性に減少するため，過剰な免疫抑制により，ニューモシスチス・カリニ肺炎，真菌感染，ウイルス感染などの重症日和見感染症（敗血症，肺炎など）が発現する可能性がある。

- （禁忌）・重篤な腎障害のある患者（Ccrが30mL/min未満）。
- ・注射用 重症感染症を合併している患者

・Ccrが30〜70mL/minの患者では腎機能の低下に応じて投与量を減量。

抗がん性抗生物質（アントラサイクリン類）

イダルビシン塩酸塩 (イダマイシン 注射用)

骨髄抑制

(初期症状) 発熱，咽頭痛，倦怠感，皮下出血，鼻出血，歯肉出血

検査頻度		添文 警告 重要 その他
検査項目	RBC, Hb, WBC, Neu, PLT	
検査時期・頻度	投与開始前および2週に1回以上	

❶ 検査値異常時の対応
投与中止。

📝 肝機能検査（AST，ALT），腎機能検査（BUN，Cr）もあわせて行う。

(禁忌)・重篤な感染症を合併している患者

心筋障害

(初期症状) 労作時の息切れ，易疲労感，咳嗽，むくみ

検査頻度		添文 警告 重要 その他
検査項目	心機能検査	
検査時期・頻度	適宜	

❶ 検査値異常時の対応
減量，休薬，中止などの適切な処置を行う。

📝 肝機能検査（AST，ALT），腎機能検査（BUN，Cr）もあわせて行う。

(禁忌)・心機能異常またはその既往歴のある患者
・他のアントラサイクリン系薬剤，心毒性を有する薬剤による前治療が限界量に達している患者

抗がん性抗生物質（アントラサイクリン類）

ドキソルビシン塩酸塩（ドキシル 注）

心筋障害

（うっ血性心不全）

初期症状 労作時の息切れ，易疲労感，咳，むくみ

検査頻度 👤👤👤　添文 警告 重要 その他

検査項目	心機能検査（心電図，心エコー，放射性核種スキャン，心内膜心筋生検など）
検査時期・頻度	投与開始前および投与中は頻回（4週に1回以上）

❗ 検査値異常時の対応
投与を中止。

📝 総投与量が500mg/m²を超えると心筋障害によるうっ血性心不全が生じる可能性がある。縦隔に放射線治療を受けた患者またはシクロホスファミドなどの心毒性のある薬剤を併用している患者では，より低い総投与量（400mg/m²）で心毒性が発現する可能性がある。

骨髄抑制

初期症状 発熱，咽頭痛，倦怠感，皮下出血，鼻出血，歯肉出血

検査頻度 👤👤👤　添文 警告 重要 その他

検査項目	RBC，Hb，WBC，Neu，PLT
検査時期・頻度	最初の4週間は週1回以上，その後，2週に1回以上

❗ 検査値異常時の対応
減量，休薬などの適切な処置を行う。

📝 肝機能検査（AST，ALT），腎機能検査（BUN，Cr）もあわせて行う。

抗がん性抗生物質(アントラサイクリン類)

肝障害

初期症状 倦怠感，食欲不振，発熱，黄疸，発疹，吐き気・嘔吐，かゆみ

検査頻度 添文 警告 重要 その他

検査項目	AST，ALT
検査時期・頻度	投与開始前および投与中は定期的(目安：受診ごと)

❗ 検査値異常時の対応
減量，休薬または投与中止など，適切な処置を行う。

・使用上の注意に記載の休薬・減量基準参照。

抗悪性腫瘍薬

微小管阻害薬(タキソ環類)

パクリタキセル (タキソール 注)

骨髄抑制

(白血球減少など)

初期症状 発熱，咽頭痛，倦怠感，皮下出血，鼻出血，歯肉出血

検査頻度		添文 警告 重要 その他
検査項目	RBC, Hb, WBC, Neu, PLT	
検査時期・頻度	週1回以上	

❶ 検査値異常時の対応
減量，休薬などの適切な処置を行う。使用上の注意に記載の休薬・減量基準参照。G-CSF 製剤の適切な使用に関しても考慮。

📝 肝機能検査(AST, ALT)，腎機能検査(BUN, Cr)もあわせて行う。

禁忌 ・重篤な骨髄抑制のある患者
・感染症を合併している患者

微小管阻害薬(タキソン環類)

パクリタキセル(アルブミン懸濁型) (アブラキサン 注射用)

骨髄抑制

(白血球減少など)

初期症状 発熱,咽頭痛,倦怠感,皮下出血,鼻出血,歯肉出血

検査頻度				添文 警告 重要 その他
検査項目	RBC,Hb,WBC,Neu,PLT			
検査時期・頻度	週1回以上			

!検査値異常時の対応
減量,休薬などの適切な処置を行う。使用上の注意に記載の休薬・減量基準参照。G-CSF製剤の適切な使用に関しても考慮。

肝機能検査(AST,ALT),腎機能検査(BUN,Cr)もあわせて行う。
好中球数および血小板数の変動に留意し,投与前の検査での好中球数,血小板数によって投与を延期する。

禁忌 ・重篤な骨髄抑制のある患者
・感染症を合併している患者

微小管阻害薬(ビンカアルカロイド)

ビノレルビン酒石酸塩 (ナベルビン 注)

骨髄抑制

(汎血球減少, 無顆粒球症, 白血球減少, 好中球減少, 貧血, 血小板減少)

初期症状 発熱, 咽頭痛, 倦怠感, 皮下出血, 鼻出血, 歯肉出血

検査頻度		添文 警告 重要 その他
検査項目	RBC, Hb, WBC, Neu, PLT	
検査時期・頻度	頻回	

検査値異常時の対応
減量, 休薬などの適切な処置を行う。

投与前の白血球数が 2,000/mm³ 未満であった場合は投与を延期し, 2,000/mm³ 以上に回復するのを待って投与する。
肝機能検査(AST, ALT), 腎機能検査(BUN, Cr)もあわせて行う。

禁忌 ・骨髄機能低下の著しい患者
・重篤な感染症を合併している患者

間質性肺炎

初期症状 息切れ, 呼吸困難, 咳, 発熱

検査頻度		添文 警告 重要 その他
検査項目	胸部X線	
検査時期・頻度	受診ごと	

検査値異常時の対応
減量, 休薬, 副腎皮質ホルモン剤の投与などの適切な処置を行う。

微小管阻害薬(その他)

エリブリンメシル酸塩 (ハラヴェン 注)

骨髄抑制

(初期症状) 発熱,咽頭痛,倦怠感,皮下出血,鼻出血,歯肉出血

検査頻度					添文 警告 重要 その他
検査項目	RBC,Hb,WBC,Neu,PLT				
検査時期・頻度	初回1週ごと,以後,投与ごと				

❶ 検査値異常時の対応
好中球数,血小板数,非血液毒性に応じて,投与の延期,減量や休薬などを行い,必要に応じて,G-CSF製剤や抗生物質の投与などの適切な処置を行う。使用上の注意に記載の減量・休薬基準参照。

肝機能検査(AST,ALT),腎機能検査(BUN,Cr)もあわせて行う。

(禁忌)・高度な骨髄抑制のある患者

抗悪性腫瘍薬

トポイソメラーゼ阻害薬

イリノテカン塩酸塩水和物 (カンプト注, トポテシン注)

骨髄抑制

初期症状 発熱, 咽頭痛, 倦怠感, 皮下出血, 鼻出血, 歯肉出血

検査頻度		添文 警告 重要 その他
検査項目	RBC, Hb, WBC, Neu, PLT	
検査時期・頻度	2週に1回以上	

! 検査値異常時の対応
使用上の注意に記載の減量基準参照。
G-CSFなどの白血球増多剤の投与, 発熱を伴う場合には適切な抗生物質の投与, その他必要に応じて適切な感染症対策を行う。

投与予定日 (投与前24時間以内) に末梢血液検査を行い, 投与適否を判断する。
肝機能検査 (AST, ALT), 腎機能検査 (BUN, Cr) もあわせて行う。
禁忌 ・骨髄機能抑制のある患者
・感染症を合併している患者

・下痢にも注意が必要。
・オキサリプラチン, レボホリナート, フルオロウラシルとの併用療法 (FOLFIRINOX法) を行う場合には, 使用上の注意に記載の好中球数, 血小板数などによる投与可能条件, 減量基準および減量時投与量に注意する。

白金製剤

オキサリプラチン (エルプラット 注)

骨髄抑制

初期症状 発熱, 咽頭痛, 倦怠感, 皮下出血, 鼻出血, 歯肉出血

検査頻度		添文 警告 重要 その他
検査項目	RBC, Hb, WBC, Neu, PLT	
検査時期・頻度	定期的(目安:4週に1回以上)	

❶ 検査値異常時の対応
減量, 休薬, 中止などの適切な処置を行う。使用上の注意の減量基準などを参照。

📝 肝機能検査(AST, ALT), 腎機能検査(BUN, Cr)もあわせて行う。

抗悪性腫瘍薬

白金製剤

ネダプラチン (アクプラ 注射用)

骨髄抑制

(初期症状) 発熱，咽頭痛，倦怠感，皮下出血，鼻出血，歯肉出血

検査頻度		添文 警告 **重要** その他
検査項目	RBC, Hb, WBC, Neu, PLT	
検査時期・頻度	投与開始8週間は2週に1回以上，その後，4週に1回以上	

❶ 検査値異常時の対応
減量，休薬などの適切な処置を行う。

📝 肝機能検査（AST，ALT），腎機能検査（BUN，Cr）もあわせて行う。

(禁忌) ・重篤な骨髄抑制のある患者

腎機能抑制

（腎不全）

(初期症状) 食欲不振，体重減少，倦怠感，手足のむくみ

検査頻度		添文 警告 **重要** その他
検査項目	BUN, Cr, 尿量	
検査時期・頻度	頻回（目安：4週に1回）	

📝 腎障害は尿量の減少時に強くあらわれる（尿量が減少すると薬剤の尿中濃度が上昇し，薬剤との接触時間も長びくので尿細管部への毒性が強められる）ので，投与時には尿量確保に注意し，必要に応じて適当な輸液やD-マンニトール，フロセミドなどの利尿薬を投与する。なお，フロセミドによる強制利尿を行う場合は，腎障害，聴器障害が増強されることが類薬で報告されているので，輸液などによる水分補給を十分行う。また，経口による水分摂取が困難な場合や悪心・嘔吐，食欲不振，下痢などのある患者では特に注意する。

(禁忌) ・重篤な腎障害のある患者

分子標的薬(チロシンキナーゼ阻害薬)

アファチニブマレイン酸塩 (ジオトリフ錠)

間質性肺疾患

初期症状 息切れ,呼吸困難,咳,発熱

検査頻度		添文 警告 重要 その他
検査項目	胸部X線,PaO_2,SpO_2,A-aDO_2,DL_{CO}	
検査時期・頻度	初期症状を認めた際,定期的(目安:3〜6カ月に1回)	

検査値異常時の対応
投与を中止し,ステロイド治療などの適切な処置を行う。

肝障害

(肝不全,肝機能障害)

初期症状 倦怠感,食欲不振,発熱,黄疸,発疹,吐き気・嘔吐,かゆみ

検査頻度		添文 警告 重要 その他
検査項目	AST,ALT,TB	
検査時期・頻度	投与開始前および投与中は定期的(目安:1〜3カ月に1回)	

検査値異常時の対応
休薬,減量または投与中止など適切な処置を行う。使用上の注意に記載の休薬・減量基準参照。

抗悪性腫瘍薬

分子標的薬(チロシンキナーゼ阻害薬)

心障害

(初期症状) 息切れ,易疲労感,咳,むくみ

検査頻度		添文 警告 重要 その他
検査項目	心機能検査(心エコーなど)	
検査時期・頻度	投与開始前には心機能を確認。心症状の発現状況・重篤度などに応じて適宜	

❗ 検査値異常時の対応
投与を中止するなど適切な処置を行う。

分子標的薬(チロシンキナーゼ阻害薬)

アレクチニブ塩酸塩 (アレセンサ カ)

■ 間質性肺疾患

初期症状 息切れ,呼吸困難,咳,発熱

検査頻度		添文 警告 重要 その他
検査項目	胸部X線,胸部CT,PaO_2,SpO_2,$A-aDO_2$,DL_{CO}	
検査時期・頻度	初期症状を認めた際,定期的(目安:3〜6カ月に1回)	

! 検査値異常時の対応
投与を中止するなど適切な処置を行う。
初期症状があらわれた場合には速やかに医療機関を受診するよう患者を指導。

■ 肝障害

初期症状 倦怠感,食欲不振,発熱,黄疸,発疹,吐き気・嘔吐,かゆみ

検査頻度		添文 警告 重要 その他
検査項目	AST,ALT,TB	
検査時期・頻度	定期的(目安:受診ごと)	

! 検査値異常時の対応
休薬または投与中止するなど適切な処置を行う。

💊 分子標的薬(チロシンキナーゼ阻害薬)

好中球減少,白血球減少

初期症状 発熱,全身倦怠,咽頭痛など

検査頻度				添文 警告 重要 その他
検査項目	WBC,RBC			
検査時期・頻度	定期的(目安:受診ごと)			

❗ 検査値異常時の対応
休薬するなど適切な処置を行う。

分子標的薬（チロシンキナーゼ阻害薬）

イマチニブメシル酸塩 (グリベック 錠)

骨髄抑制

初期症状 発熱，咽頭痛，倦怠感，皮下出血，鼻出血，歯肉出血

検査頻度 添文 警告 重要 その他

検査項目	RBC，Hb，WBC，Neu，PLT
検査時期・頻度	投与開始前と投与後の1カ月間は毎週，2カ月目は隔週，その後は2〜3カ月ごと

❗ 検査値異常時の対応

減量または休薬。投与中に好中球減少，血小板減少が認められた場合は使用上の注意に記載の投与量を参考に用量調節する。

📝 血球減少は疾患の病期にも依存し，慢性期慢性骨髄性白血病に比べて移行期慢性骨髄性白血病や急性期慢性骨髄性白血病の患者での頻度が高い。

肝障害

（肝機能障害，黄疸，肝不全）

初期症状 倦怠感，食欲不振，発熱，黄疸，発疹，吐き気・嘔吐，かゆみ

検査頻度 添文 警告 重要 その他

検査項目	TB，AST，ALTおよびALPなど
検査時期・頻度	投与開始前と投与後は1カ月ごと

❗ 検査値異常時の対応

減量または休薬。投与中にビリルビン，AST，ALTの上昇が認められた場合は使用上の注意に記載の投与量を参考に用量調節する。

抗悪性腫瘍薬

分子標的薬（チロシンキナーゼ阻害薬）

エルロチニブ塩酸塩（タルセバ錠）

間質性肺疾患

初期症状 息切れ，呼吸困難，咳，発熱

検査頻度	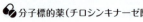	添文 警告 重要 その他
検査項目	胸部X線，胸部CT，PaO_2，SpO_2，$A\text{-}aDO_2$，DL_{CO}	
検査時期・頻度	3カ月ごと	

❗ 検査値異常時の対応

投与中止と副腎皮質ステロイド剤投与（ステロイドパルス療法）などの適切な処置を行う。
初期症状があらわれた場合は速やかに医療機関を受診するよう患者を指導。

分子標的薬（チロシンキナーゼ阻害薬）

クリゾチニブ（ザーコリ カ）

■ 劇症肝炎，肝不全

(初期症状) 倦怠感，食欲不振，発熱，黄疸，発疹，吐き気・嘔吐，かゆみ

検査頻度	添文 警告 **重要** その他
検査項目	ALT，AST，TB，ALP
検査時期・頻度	投与開始前，開始3週間は週1回以上，その後3週に1回以上

❗ 検査値異常時の対応
休薬，減量または投与を中止するなど適切な処置を行う。使用上の注意に記載の休薬・減量基準参照。

■ 間質性肺疾患

(初期症状) 息切れ，呼吸困難，咳，発熱

検査頻度	添文 警告 **重要** その他
検査項目	胸部CT，PaO_2，SpO_2，$A\text{-}aDO_2$，DL_{CO}
検査時期・頻度	6週に1回以上

❗ 検査値異常時の対応
投与を中止し，適切な処置を行う。使用上の注意に記載の休薬・減量基準参照。
初期症状があらわれた場合は速やかに医療機関を受診するよう患者を指導。

抗悪性腫瘍薬

分子標的薬（チロシンキナーゼ阻害薬）

QT間隔延長，徐脈

初期症状 めまい，動悸，胸痛，胸部不快感，意識消失，失神，痙攣など

検査頻度 👥 👥 👤　　　　　　　　　　　添文 警告 **重要** その他

検査項目	心電図，電解質
検査時期・頻度	投与開始前および投与中は定期的（目安：受診ごと）

❗ 検査値異常時の対応
休薬，減量または投与を中止するなど適切な処置を行う。使用上の注意に記載の休薬・減量基準参照。

分子標的薬(チロシンキナーゼ阻害薬)

ゲフィチニブ (イレッサ錠)

急性肺障害, 間質性肺炎

初期症状 息切れ, 呼吸困難, 咳, 発熱

検査頻度　　　　　　　　　　　　　　　　　添文 警告 重要 その他

検査項目	胸部X線, 胸部CT, PaO₂, A-aDO₂, DL_CO, CRP, LD, KL-6, SP-Dなどの測定も推奨
検査時期・頻度	投与開始8週間は1週ごと, その後3カ月ごと

❶ 検査値異常時の対応
投与を中止し, ステロイド治療などの適切な処置を行う。
初期症状があらわれた場合は速やかに医療機関を受診するよう患者を指導。

 少なくとも投与開始後4週間は入院またはそれに準ずる管理を行う。

肝障害

(肝炎, 肝機能障害, 黄疸, 肝不全)

初期症状 倦怠感, 食欲不振, 発熱, 黄疸, 発疹, 吐き気・嘔吐, かゆみ

検査頻度　　　　　　　　　　　　　　　　　添文 警告 **重要** その他

検査項目	AST, ALT, LD, γGT, ALP, TB
検査時期・頻度	1～2カ月に1回

❶ 検査値異常時の対応
投与を中止するなど適切な処置を行う。

抗悪性腫瘍薬

分子標的薬(チロシンキナーゼ阻害薬)

ダサチニブ水和物 (スプリセル錠)

骨髄抑制

初期症状 発熱,咽頭痛,倦怠感,皮下出血,鼻出血,歯肉出血

検査頻度		添文 警告 **重要** その他
検査項目	RBC, Hb, WBC, Neu, PLT	
検査時期・頻度	投与開始前と投与後の2カ月間は毎週,その後は1カ月ごと	

❗ 検査値異常時の対応
重篤な好中球減少または血小板減少があらわれた場合には減量または休薬。
G-CSF製剤の適切な使用に関しても考慮。

📝 肝機能検査(AST, ALT),腎機能検査(BUN, Cr)もあわせて行う。
血球減少は疾患の病期にも依存し,慢性期慢性骨髄性白血病に比べて移行期・急性期慢性骨髄性白血病やフィラデルフィア染色体陽性リンパ性白血病の患者での頻度が高い。

QT間隔延長

初期症状 めまい,動悸,胸痛,胸部不快感,意識消失,失神,痙攣など

検査頻度		添文 警告 **重要** その他
検査項目	心電図	
検査時期・頻度	投与開始前,適宜	

❗ 検査値異常時の対応
減量または休薬。
電解質異常(低カリウム血症,低マグネシウム血症など)の補正を行う。

・使用上の注意に記載の休薬・減量基準参照。

分子標的薬(チロシンキナーゼ阻害薬)

ニロチニブ塩酸塩水和物 (タシグナ カ)

■ 骨髄抑制

(初期症状) 発熱,咽頭痛,倦怠感,皮下出血,鼻出血,歯肉出血

検査頻度	添文 警告 重要 その他
検査項目	RBC, Hb, WBC, Neu, PLT
検査時期・頻度	投与開始前と投与後の2カ月間は2週ごと,その後は1カ月ごと

❶ 検査値異常時の対応
休薬,減量または中止し,必要に応じてG-CSF製剤の投与,輸血を考慮。

📝 肝機能検査(AST, ALT),腎機能検査(BUN, Cr)もあわせて行う。
血球減少はイマチニブ抵抗性の慢性期骨髄性白血病患者において頻度が高く,慢性期に比べて移行期の慢性骨髄性白血病患者での頻度が高い。

■ QT間隔延長

(初期症状) めまい,動悸,胸痛,胸部不快感,意識消失,失神,痙攣など

検査頻度	添文 警告 重要 その他
検査項目	心電図
検査時期・頻度	投与開始前,適宜

❶ 検査値異常時の対応
必要に応じて休薬,減量または中止し,適切な処置を行う。

抗悪性腫瘍薬

分子標的薬(チロシンキナーゼ阻害薬)

肝障害, リパーゼ上昇

(肝炎, 肝機能障害, 黄疸)

初期症状 倦怠感, 食欲不振, 発熱, 黄疸, 発疹, 吐き気・嘔吐, かゆみ

検査頻度		添文 警告 **重要** その他
検査項目	AST, ALT, TB, 血清リパーゼ	
検査時期・頻度	定期的(目安:1カ月ごと)	

❗ 検査値異常時の対応
休薬, 減量または中止。

高血糖

初期症状 口渇, 多飲, 多尿, 体重減少

検査頻度		添文 警告 **重要** その他
検査項目	血糖値	
検査時期・頻度	定期的(目安:1カ月ごと)	

・使用上の注意に記載の休薬・減量基準参照。

分子標的薬（チロシンキナーゼ阻害薬）

ラパチニブトシル酸塩水和物 (タイケルブ錠)

■ 肝障害

(初期症状) 倦怠感，食欲不振，発熱，黄疸，発疹，吐き気・嘔吐，かゆみ

検査頻度	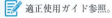	添文 警告 **重要** その他
検査項目	AST，ALT，TB	
検査時期・頻度	投与開始前および投与中は3週に1回以上	

! 検査値異常時の対応
投与を中止するなど適切な処置を行う。使用上の注意に記載の休薬・減量基準参照。

📝 適正使用ガイド参照。

■ 間質性肺疾患

(間質性肺炎，肺臓炎)

(初期症状) 息切れ，呼吸困難，咳，発熱

検査頻度	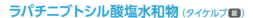	添文 警告 **重要** その他
検査項目	胸部X線，胸部CT，PaO_2，$A\text{-}aDO_2$，DL_{CO}	
検査時期・頻度	3カ月ごと	

! 検査値異常時の対応
投与を中止し，ステロイド治療などの適切な処置を行う。使用上の注意に記載の休薬・減量基準参照。

抗悪性腫瘍薬

分子標的薬(チロシンキナーゼ阻害薬)

ルキソリチニブ (ジャカビ錠)

骨髄抑制

初期症状 発熱, 咽頭痛, 倦怠感, 皮下出血, 鼻出血, 歯肉出血

検査頻度		添文 警告 **重要** その他
検査項目	RBC, Hb, WBC, Neu, PLT	
検査時期・頻度	投与開始前および投与中は定期的(目安:受診ごと)	

❗ 検査値異常時の対応
休薬, 減量, 投与中止などの適切な処置を行う。使用上の注意に記載の休薬・減量基準参照。

📝 肝機能検査(AST, ALT), 腎機能検査(BUN, Cr)もあわせて行う。
血小板数に基づき, 投与可否の判断, 開始用量を決定する。

分子標的薬(マルチキナーゼ阻害薬)

スニチニブリンゴ酸塩 (スーテント カ)

心障害

(心不全など)

初期症状 息切れ,易疲労感,咳,むくみ

検査頻度	👤👤👤	添文 警告 **重要** その他
検査項目	心機能検査(心エコーなど)	
検査時期・頻度	投与開始前には心機能を確認。その後,適宜	

⚠ 検査値異常時の対応
必要に応じて減量,休薬または投与を中止し,適切な処置を行う。

📝 左室駆出率低下症例の多くは,第2コースまでに認められる。

骨髄抑制

初期症状 発熱,咽頭痛,倦怠感,皮下出血,鼻出血,歯肉出血

検査頻度	👤👤👤	添文 **警告 重要** その他
検査項目	RBC,Hb,WBC,Neu,PLT	
検査時期・頻度	2週に1回以上	

⚠ 検査値異常時の対応
減量,休薬または投与を中止し,適切な処置を行う。

📝 肝機能検査(AST,ALT),腎機能検査(BUN,Cr)もあわせて行う。

抗悪性腫瘍薬

分子標的薬（マルチキナーゼ阻害薬）

高血圧

初期症状 めまい，頭痛，頭重感，肩こり

検査頻度	
検査項目	血圧
検査時期・頻度	4週ごと

添文：重要

❗ 検査値異常時の対応
必要に応じて降圧薬の投与など，適切な処置を行う。

📝 可能な限り，自宅の家庭用血圧測定器などによって各自で血圧を測定する。
高血圧は抗VEGF薬で多くみられる副作用であるが，その発現機序は未だ解明されていない。

腫瘍変性・縮小に伴う出血

初期症状 鼻出血，口腔内出血，消化管出血など

検査頻度	
検査項目	Hbなど
検査時期・頻度	4週ごと

添文：重要

❗ 検査値異常時の対応
投与を中止し，適切な処置を行う。

📝 出血の発現機序は現時点で不明であるが，特に高度の血管新生を伴う腫瘍において，出血はときに抗腫瘍効果の結果として生じる可能性がある。

分子標的薬(マルチキナーゼ阻害薬)

肝障害

(肝不全,肝機能障害,黄疸)

初期症状 倦怠感,食欲不振,発熱,黄疸,発疹,吐き気・嘔吐,かゆみ

検査頻度	👤👤👤	添文 警告 重要 その他
検査項目	AST,ALT	
検査時期・頻度	4週ごと	

❗ 検査値異常時の対応
減量,休薬,または投与を中止するなど,適切な処置を行う。

膵炎

初期症状 激しい上腹部痛,発熱,悪心,嘔吐など

検査頻度	👤👤👤	添文 警告 重要 その他
検査項目	AMY,血清リパーゼ	
検査時期・頻度	定期的(目安:4週ごと)	

❗ 検査値異常時の対応
投与を中止し,適切な処置を行う。

・使用上の注意に記載の休薬・減量基準参照。

抗悪性腫瘍薬

分子標的薬(マルチキナーゼ阻害薬)

ソラフェニブトシル酸塩 (ネクサバール 錠)

肝障害

(劇症肝炎,肝機能障害・黄疸,肝不全,肝性脳症)

初期症状 倦怠感,食欲不振,発熱,黄疸,発疹,吐き気・嘔吐,かゆみ

検査頻度		添文 警告 **重要** その他
検査項目	AST,ALT	
検査時期・頻度	4週ごと	

❗ 検査値異常時の対応
減量,休薬または投与中止し,適切な処置を行う。

白血球・好中球・リンパ球・血小板減少,貧血

初期症状 発熱,咽頭痛,倦怠感,皮下出血,鼻出血,歯肉出血

検査頻度		添文 警告 **重要** その他
検査項目	RBC,Hb,Ht,好中球,好酸球,リンパ球	
検査時期・頻度	4週ごと	

❗ 検査値異常時の対応
減量,休薬または投与中止し,適切な処置を行う。

📝 感染症,出血傾向などの発現に留意。

分子標的薬(マルチキナーゼ阻害薬)

高血圧, 高血圧クリーゼ

初期症状 めまい, 頭痛, 頭重感

検査頻度				添文 警告 重要 その他
検査項目	血圧			
検査時期・頻度	4週ごと			

❗ 検査値異常時の対応
必要に応じて降圧薬の投与など, 適切な処置を行う。

膵炎

初期症状 激しい上腹部痛, 発熱, 悪心, 嘔吐など

検査頻度				添文 警告 重要 その他
検査項目	AMY, 血清リパーゼ			
検査時期・頻度	定期的(目安:4週ごと)			

❗ 検査値異常時の対応
休薬または投与を中止し, 適切な処置を行う。

急性肺障害, 間質性肺炎

初期症状 息切れ, 呼吸困難, 咳, 発熱

検査頻度				添文 警告 重要 その他
検査項目	胸部X線			
検査時期・頻度	必要時			

❗ 検査値異常時の対応
投与を中止し, 副腎皮質ホルモン剤の投与などの適切な処置を行う。

・使用上の注意に記載の休薬・減量基準参照。

抗悪性腫瘍薬

分子標的薬（マルチキナーゼ阻害薬）

パゾパニブ塩酸塩（ヴォトリエント 錠）

肝障害

（肝不全，肝機能障害）

初期症状 倦怠感，食欲不振，発熱，黄疸，発疹，吐き気・嘔吐，かゆみ

検査頻度		添文 警告 **重要** その他
検査項目	AST, ALT, TB	
検査時期・頻度	投与開始前および投与中は4週ごと	

! 検査値異常時の対応
休薬，減量または中止。使用上の注意に記載の休薬・減量基準参照。

高血圧，高血圧クリーゼ

初期症状 めまい，頭痛，頭重感

検査頻度		添文 警告 **重要** その他
検査項目	血圧	
検査時期・頻度	投与開始前および投与中は定期的（目安：4週ごと）	

! 検査値異常時の対応
必要に応じて降圧薬の投与など，適切な処置を行う。

心不全

初期症状 息切れ，易疲労感，咳，むくみ

検査頻度		添文 警告 **重要** その他
検査項目	心エコーなど	
検査時期・頻度	投与開始前および投与中は定期的（目安：4週ごと）	

分子標的薬(マルチキナーゼ阻害薬)

QT間隔延長,心室性不整脈

初期症状 めまい,動悸,胸痛,胸部不快感,意識消失,失神,痙攣など

検査頻度	添文 警告 重要 その他
検査項目	心電図検査および電解質測定(Ca, Mg, K)
検査時期・頻度	投与開始前および投与中は定期的(目安:1~3カ月に1回)

甲状腺機能障害

初期症状 動悸,頻脈,息切れ,振戦,体重減少,暑がり,発汗過多,神経質で気分がイライラする,全身倦怠感,疲労感,筋力低下,食欲亢進,下痢,甲状腺腫,無気力,易疲労感,眼瞼浮腫,寒がり,体重増加,動作緩慢,嗜眠,記憶力低下,便秘,嗄声など

検査頻度	添文 警告 重要 その他
検査項目	TSH, T4, T3
検査時期・頻度	定期的(目安:3カ月ごと)

抗悪性腫瘍薬

分子標的薬(マルチキナーゼ阻害薬)

レゴラフェニブ水和物 (スチバーガ錠)

肝障害

(劇症肝炎,肝不全,肝機能障害,黄疸)

初期症状 倦怠感,食欲不振,発熱,黄疸,発疹,吐き気・嘔吐,かゆみ

検査頻度	添文 警告 重要 その他
検査項目	肝機能検査
検査時期・頻度	投与開始前および投与中は2週に1回以上

❗ 検査値異常時の対応
減量,休薬または投与を中止し,適切な処置を行う。

高血圧,高血圧クリーゼ

初期症状 めまい,頭痛,頭重感

検査頻度	添文 警告 重要 その他
検査項目	血圧
検査時期・頻度	投与開始前および投与中は4週ごと

❗ 検査値異常時の対応
必要に応じて降圧薬の投与を行い,減量,休薬または投与を中止するなど適切な処置を行う。

分子標的薬(マルチキナーゼ阻害薬)

甲状腺機能障害

初期症状 動悸,頻脈,息切れ,振戦,体重減少,暑がり,発汗過多,神経質で気分がイライラする,全身倦怠感,疲労感,筋力低下,食欲亢進,下痢,甲状腺腫,無気力,易疲労感,眼瞼浮腫,寒がり,体重増加,動作緩慢,嗜眠,記憶力低下,便秘,嗄声など

検査項目	TSH, T4, T3
検査時期・頻度	定期的(目安:3カ月ごと)

・使用上の注意に記載の休薬・減量基準参照。

分子標的薬(プロテアソーム阻害薬)

ボルテゾミブ (ベルケイド 注射用)

肝障害

初期症状 倦怠感,食欲不振,発熱,黄疸,発疹,吐き気・嘔吐,かゆみ

検査頻度		添文 警告 **重要** その他
検査項目	AST,ALT,γGT,ALPおよびTB	
検査時期・頻度	4週ごと	

骨髄抑制

初期症状 発熱,咽頭痛,倦怠感,皮下出血,鼻出血,歯肉出血

検査頻度		添文 警告 **重要** その他
検査項目	RBC,Hb,WBC,Neu,PLT	
検査時期・頻度	2週に1回以上	

❗ 検査値異常時の対応
減量,休薬または投与を中止し,適切な処置を行う。

📝 肝機能検査(AST,ALT),腎機能検査(BUN,Cr)もあわせて行う。投与前に毎回血小板数を確認する。血小板数が25,000/μL未満の場合は休薬。

肺障害

初期症状 息切れ,呼吸困難,咳,発熱

検査頻度		添文 警告 **重要** その他
検査項目	SaO_2,胸部CTなど	
検査時期・頻度	必要時	

分子標的薬(プロテアソーム阻害薬)

肝炎ウイルスの再活性化

初期症状 倦怠感,食欲不振,発熱,黄疸,発疹,吐き気・嘔吐,かゆみ

検査頻度		添文 警告 重要 その他
検査項目	肝炎ウイルスマーカー,AST,ALT	
検査時期・頻度	必要時	

投与前に肝炎ウイルス感染の有無を確認。B型肝炎ウイルスキャリアの患者,HBs抗原陰性でHBc抗体陽性ないしHBs抗体陽性の患者において,本剤の投与によりB型肝炎ウイルスの再活性化による肝炎があらわれることがある。

・使用上の注意に記載の休薬・減量基準参照。

分子標的薬(mTOR阻害薬)

エベロリムス (アフィニトール錠 分散錠)

間質性肺疾患

(初期症状) 息切れ，呼吸困難，咳，発熱

検査頻度			添文 **警告 重要** その他
検査項目	胸部CT，必要に応じてDL$_{CO}$，SpO$_2$，追加の画像検査		
検査時期・頻度	投与開始前および投与中は2カ月に1回		

❗ 検査値異常時の対応
減量，休薬または中止。使用上の注意に記載の休薬・減量基準参照。
初期症状があらわれた場合はただちに連絡するよう患者を指導。

肝炎ウイルスの再活性化

(初期症状) 倦怠感，食欲不振，発熱，黄疸，発疹，吐き気・嘔吐，かゆみ

検査頻度			添文 警告 重要 **その他**
検査項目	肝炎ウイルスマーカー，AST，ALT		
検査時期・頻度	AST，ALTは4週に1回以上		

📝 投与前に肝炎ウイルス，結核などの感染の有無を確認。

分子標的薬(mTOR阻害薬)

腎障害

(腎不全)

初期症状 食欲不振,体重減少,倦怠感,尿量減少,手足のむくみ

検査頻度		添文 警告 重要 その他
検査項目	Cr,BUN,尿蛋白	
検査時期・頻度	投与開始前および投与開始後は定期的(目安:4週に1回)	

検査値異常時の対応
休薬または中止し,適切な処置を行う。

高血糖

初期症状 口渇,多飲,多尿,体重減少

検査頻度		添文 警告 重要 その他
検査項目	空腹時血糖値	
検査時期・頻度	投与開始前および投与開始後は定期的(目安:4週に1回)	

検査値異常時の対応
休薬または減量するなど適切な処置を行う。

分子標的薬(mTOR阻害薬)

貧血, Hb・白血球・リンパ球・好中球・血小板減少

初期症状 発熱, 咽頭痛, 倦怠感, 皮下出血, 鼻出血, 歯肉出血

検査頻度 　　　　　　　　　　　　　　添文 警告 重要 その他

検査項目	RBC, Hb, WBC, Neu, PLT
検査時期・頻度	投与開始前および投与開始後は定期的(目安:4週に1回)

❗ 検査値異常時の対応
休薬または減量するなど適切な処置を行う。

📝 肝機能検査(AST, ALT), 腎機能検査(BUN, Cr)もあわせて行う。

分子標的薬(mTOR阻害薬)

シロリムス (ラパリムス錠)

肝炎ウイルスの再活性化

初期症状 倦怠感,食欲不振,発熱,黄疸,発疹,吐き気・嘔吐,かゆみ

検査頻度	添文 警告 **重要** その他
検査項目	肝炎ウイルスマーカー,AST,ALT
検査時期・頻度	4週に1回

📝 投与前に肝炎ウイルス,結核などの感染の有無を確認。

間質性肺疾患

初期症状 息切れ,呼吸困難,咳,発熱

検査頻度	添文 警告 **重要** その他
検査項目	胸部CT,必要に応じてDL$_{CO}$,SpO$_2$,追加の画像検査
検査時期・頻度	投与開始前および投与中は2カ月に1回

⚠ 検査値異常時の対応
休薬または減量。使用上の注意に記載の休薬・減量基準参照。
初期症状があらわれた場合はただちに連絡するよう患者を指導。

抗悪性腫瘍薬

分子標的薬(mTOR阻害薬)

血清脂質異常

初期症状 (特になし)

検査頻度		添文 警告 **重要** その他
検査項目	血清コレステロール,TG	
検査時期・頻度	定期的(目安:4週に1回)	

❗ 検査値異常時の対応
適切な食事指導,運動指導を実施し,必要により脂質異常症治療薬を投与するなど適切な処置を行う。

腎障害

初期症状 食欲不振,体重減少,倦怠感,尿量減少,手足のむくみ

検査頻度		添文 警告 **重要** その他
検査項目	尿蛋白	
検査時期・頻度	定期的(目安:4週に1回)	

❗ 検査値異常時の対応
異常が認められた場合には投与を中止し,適切な処置を行う。

分子標的薬(mTOR阻害薬)

テムシロリムス (トーリセル 注)

肝炎ウイルスの再活性化

初期症状 倦怠感，食欲不振，発熱，黄疸，発疹，吐き気・嘔吐，かゆみ

検査頻度	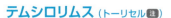	添文 警告 重要 その他
検査項目	肝炎ウイルスマーカー，AST，ALT	
検査時期・頻度	4週に1回	

📝 投与前に肝炎ウイルス，結核などの感染の有無を確認。

間質性肺疾患

初期症状 息切れ，呼吸困難，咳，発熱

検査頻度		添文 警告 重要 その他
検査項目	胸部CT，必要に応じてDL$_{CO}$，SpO$_2$	
検査時期・頻度	投与開始前および投与中は2カ月に1回	

❗ 検査値異常時の対応
休薬または減量する。
初期症状があらわれた場合はただちに連絡するよう患者を指導。

高血糖

初期症状 口渇，多飲，多尿，体重減少

検査頻度		添文 警告 重要 その他
検査項目	空腹時血糖値	
検査時期・頻度	投与開始前および投与開始後は定期的(目安：4週に1回)	

抗悪性腫瘍薬

分子標的薬(mTOR阻害薬)

血清脂質異常

初期症状 (特になし)

検査頻度		添文 警告 重要 その他
検査項目	血清コレステロール，TG	
検査時期・頻度	投与開始前および投与開始後は定期的(目安：4週に1回)	

腎不全

初期症状 食欲不振，体重減少，倦怠感，尿量減少，手足のむくみ

検査頻度		添文 警告 **重要** その他
検査項目	Cr，BUN，尿蛋白	
検査時期・頻度	投与開始前および投与開始後は定期的(目安：4週に1回)	

❗ 検査値異常時の対応
投与を中止し，適切な処置を行う。

電解質異常

(低カリウム血症，低リン血症)

初期症状 低カリウム血症：筋力低下，痙攣，筋肉の収縮
　　　　　低リン血症：筋力低下，食欲不振

検査頻度		添文 警告 **重要** その他
検査項目	血清K，血清リン	
検査時期・頻度	定期的(目安：4週に1回)	

❗ 検査値異常時の対応
投与を中止し，適切な処置を行う。

・使用上の注意に記載の休薬・減量基準参照。

分子標的薬(モノクローナル抗体/キメラ型)

セツキシマブ (アービタックス 注)

■ 電解質異常

(低マグネシウム血症, 低カリウム血症, 低カルシウム血症)

初期症状 低マグネシウム血症：吐き気・嘔吐, 眠気, 脱力感, 筋肉の痙攣, ふるえ, 食欲不振
低カリウム血症：筋力低下, 痙攣, 筋肉の収縮
低カルシウム血症：錯乱, 抑うつ, 物忘れ, 筋肉のこわばり, 痛み

検査頻度	添文 警告 **重要** その他
検査項目	血清Mg, 血清Kおよび血清Ca
検査時期・頻度	治療開始前, 治療中(毎月)および治療終了後(8週まで)

抗悪性腫瘍薬

分子標的薬(モノクローナル抗体／キメラ型)

リツキシマブ (リツキサン 注)

腫瘍崩壊症候群

初期症状 (特になし)

検査頻度		添文 警告 重要 その他
検査項目	尿量, 血中の尿酸値, Cr	
検査時期・頻度	必要時	

❗ 検査値異常時の対応
ただちに投与を中止し, 適切な処置を行う(高尿酸血症治療薬などの投与, 尿のアルカリ化, 透析など)。

📝 治療により腫瘍細胞の急速な崩壊が起こる結果, 大量の核酸, リン酸, カリウムが細胞内より血中に放出され, 致命的な電解質異常および尿酸やリン酸カリウムの析出による重篤な腎障害を生じる。

肝炎ウイルスの再活性化

(B型肝炎ウイルスによる劇症肝炎, 肝炎の増悪)

初期症状 倦怠感, 食欲不振, 発熱, 黄疸, 発疹, 吐き気・嘔吐, かゆみ

検査頻度		添文 警告 重要 その他
検査項目	肝炎ウイルスマーカー, AST, ALT	
検査時期・頻度	必要時	

📝 投与前にB型肝炎ウイルス感染の有無を確認する。

分子標的薬(モノクローナル抗体/ヒト化)

アレムツズマブ (マブキャンパス 注)

血小板減少, 好中球減少など

初期症状 発熱, 咽頭痛, 倦怠感, 皮下出血, 鼻出血, 歯肉出血

検査頻度		添文 警告 重要 その他
検査項目	RBC, Hb, WBC, Neu, PLT	
検査時期・頻度	週1回	

● 検査値異常時の対応
休薬または投与を中止。使用上の注意に記載の休薬・減量基準参照。

肝機能検査(AST, ALT), 腎機能検査(BUN, Cr)もあわせて行う。

禁忌 ・重篤な感染症を合併している患者

抗悪性腫瘍薬

分子標的薬（モノクローナル抗体／ヒト化）

ゲムツズマブオゾガマイシン（マイロターグ 注射用）

静脈閉塞性肝疾患（VOD）を含む肝障害

初期症状 急激な体重増加，右上腹部痛，肝脾腫大，腹水，ビリルビン増加，肝機能検査値異常など

検査項目	肝機能検査
検査時期・頻度	頻回

！ 検査値異常時の対応
ただちに投与を中止し，適切な処置を行う。

骨髄抑制

初期症状 発熱，咽頭痛，倦怠感，皮下出血，鼻出血，歯肉出血

検査項目	RBC，Hb，WBC，Neu，PLT
検査時期・頻度	頻回

！ 検査値異常時の対応
ただちに投与を中止し，適切な処置を行う。

📝 肝機能検査（AST，ALT），腎機能検査（BUN，Cr）もあわせて行う。特に血小板数の回復が比較的遅延することが認められている。

分子標的薬(モノクローナル抗体／ヒト化)

トラスツズマブ (ハーセプチン 注射用)

心障害
(心不全など)

初期症状 息切れ，易疲労感，咳，むくみ

検査頻度		添文 警告 **重要** その他
検査項目	心機能検査(心エコーなど)	
検査時期・頻度	投与開始前には心機能を確認。その後適宜(12週ごと)	

❗ 検査値異常時の対応
治療上の有益性が危険性を上回ると判断された場合にのみ，投与継続を検討。

抗悪性腫瘍薬

分子標的薬(モノクローナル抗体／ヒト化)

トラスツズマブ　エムタンシン (カドサイラ 注射用)

間質性肺疾患

(肺臓炎, 間質性肺炎など)

初期症状 息切れ, 呼吸困難, 咳, 発熱

検査頻度	添文 警告 重要 その他
検査項目	胸部X線
検査時期・頻度	初期症状を認めた際, 定期的

❗ 検査値異常時の対応
投与中止など適切な処置を行う。

肝障害

(肝機能障害, 肝不全)

初期症状 倦怠感, 食欲不振, 発熱, 黄疸, 発疹, 吐き気・嘔吐, かゆみ

検査頻度	添文 警告 重要 その他
検査項目	AST, ALT, TB
検査時期・頻度	投与開始前および投与中は3週ごと

❗ 検査値異常時の対応
休薬, 減量, 投与中止などの適切な処置を行う。

分子標的薬(モノクローナル抗体／ヒト化)

血小板減少症

初期症状 手足に点状出血，皮下出血，鼻出血，歯肉出血など

検査頻度　　　　　　　　　　　　　　　　添文 警告 **重要** その他

検査項目	PLT
検査時期・頻度	投与開始前および投与中は3週ごと

検査値異常時の対応
休薬，減量，投与中止などの適切な処置を行う。

心障害
(心不全)

初期症状 息切れ，易疲労感，咳，むくみ

検査頻度　　　　　　　　　　　　　　　　添文 警告 **重要** その他

検査項目	心エコーなど
検査時期・頻度	投与開始前には心機能を確認。その後適宜

検査値異常時の対応
投与中止などの適切な処置を行う。

・使用上の注意に記載の休薬・減量基準参照。

抗悪性腫瘍薬

分子標的薬（モノクローナル抗体／ヒト化）

ベバシズマブ（アバスチン 注）

高血圧性脳症，高血圧性クリーゼ

初期症状 悪心・嘔吐，頭痛，痙攣，意識障害

検査頻度		添文 警告 重要 その他
検査項目	血圧	
検査時期・頻度	2〜3週に1回以上	

❗ 検査値異常時の対応
必要に応じて降圧薬の投与など，適切な処置を行う。

分子標的薬(モノクローナル抗体/ヒト型)

イピリムマブ (ヤーボイ 注)

肝障害

(肝不全,肝機能障害)

初期症状 倦怠感,食欲不振,発熱,黄疸,発疹,吐き気・嘔吐,かゆみ

検査頻度	添文 警告 重要 その他
検査項目	AST,ALTなど
検査時期・頻度	定期的(投与開始前,投与ごと,および終了後12週まで)

❗ 検査値異常時の対応
投与延期または中止,副腎皮質ホルモン剤の投与などの適切な処置を行う。

下垂体炎,下垂体機能低下症,甲状腺機能低下症,副腎機能不全

初期症状 頭痛,疲労感,脱力感,悪心・嘔吐,体重増加,体重減少

検査頻度	添文 警告 重要 その他
検査項目	甲状腺機能検査,必要に応じて血中コルチゾール,ACTH
検査時期・頻度	定期的(投与開始前,投与ごと,および終了後12週まで)

❗ 検査値異常時の対応
投与延期,副腎皮質ホルモン剤の投与,ホルモン補充療法などの適切な処置を行う。

・使用上の注意に記載の休薬・減量基準参照。

抗悪性腫瘍薬

分子標的薬(モノクローナル抗体／ヒト型)

オファツムマブ (アーゼラ 注)

肝炎ウイルスの再活性化

(B型肝炎ウイルスによる劇症肝炎,肝炎の増悪)

初期症状 倦怠感,食欲不振,発熱,黄疸,発疹,吐き気・嘔吐,かゆみ

検査頻度	添文 警告 **重要** その他
検査項目	肝炎ウイルスマーカー,AST,ALT
検査時期・頻度	投与開始前,1カ月に1回

📝 投与前に肝炎ウイルス感染の有無を確認。

汎血球減少,白血球・好中球・血小板減少,貧血

初期症状 発熱,咽頭痛,倦怠感,皮下出血,鼻出血,歯肉出血

検査頻度	添文 警告 **重要** その他
検査項目	RBC,Hb,WBC,Neu,PLT
検査時期・頻度	1カ月に1回

❗ **検査値異常時の対応**
休薬などの適切な処置を行う。

📝 肝機能検査(AST,ALT),腎機能検査(BUN,Cr)もあわせて行う。

分子標的薬(モノクローナル抗体／ヒト型)

ニボルマブ (オプジーボ 注)

■ 間質性肺疾患

初期症状 息切れ,呼吸困難,咳,発熱

検査頻度 ▶ 添文 **警告 重要** その他

検査項目	胸部X線,胸部CT,血清マーカーなど
検査時期・頻度	必要時

❗ 検査値異常時の対応
投与を中止し,副腎皮質ホルモン剤の投与などの適切な処置を行う。

■ 甲状腺機能障害

初期症状 動悸,頻脈,息切れ,振戦,体重減少,暑がり,発汗過多,神経質で気分がイライラする,全身倦怠感,疲労感,筋力低下,食欲亢進,下痢,甲状腺腫,無気力,易疲労感,眼瞼浮腫,寒がり,体重増加,動作緩慢,嗜眠,記憶力低下,便秘,嗄声など

検査頻度 ▶ 添文 警告 **重要** その他

検査項目	TSH,遊離T3,遊離T4
検査時期・頻度	投与開始前,定期的(目安:3カ月ごと)

❗ 検査値異常時の対応
投与を中止するなど適切な処置を行う。

抗悪性腫瘍薬

分子標的薬(モノクローナル抗体/ヒト型)

ラムシルマブ (サイラムザ 注)

高血圧

初期症状 めまい,頭痛,頭重感,肩こり

検査頻度		添文 警告 **重要** その他
検査項目	血圧	
検査時期・頻度	投与開始前および投与期間中は定期的(目安:受診ごと)	

❶ 検査値異常時の対応
休薬,減量または投与中止,降圧薬の投与など,適切な処置を行う。使用上の注意に記載の休薬・減量基準参照。

ネフローゼ症候群,蛋白尿

初期症状 むくみ,倦怠感,体重増加,食欲不振

検査頻度		添文 警告 **重要** その他
検査項目	尿蛋白	
検査時期・頻度	定期的(目安:受診ごと)	

❶ 検査値異常時の対応
休薬,減量または投与を中止するなど,適切な処置を行う。使用上の注意に記載の休薬・減量基準参照。

好中球減少症,白血球減少症,発熱性好中球減少症

初期症状 発熱,全身倦怠,咽頭痛など

検査頻度		添文 警告 重要 **その他**
検査項目	RBC,Hb,Ht,好中球,好酸球,リンパ球,PLT	
検査時期・頻度	定期的(目安:受診ごと)	

多発性骨髄腫治療薬

サリドマイド (サレド カ)

■ 催奇形性

(初期症状)(なし)

検査頻度	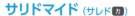	添文 警告 重要 その他
検査項目	妊娠検査	
検査時期・頻度	投与開始前および投与中は定期的(間隔が4週を超えない)	

少なくとも投与開始予定の4週間前，2週間前，および投与直前に妊娠検査を実施。結果が陰性であることを確認後に投与を開始する。
安全管理手順に従う。

(禁忌)・妊婦または妊娠している可能性のある婦人

■ 甲状腺機能低下症

(初期症状) 倦怠感，むくみ，寒がり，動作緩慢

検査頻度		添文 警告 重要 その他
検査項目	TSH, T4, T3	
検査時期・頻度	3カ月ごと	

❗ 検査値異常時の対応
投与を中止し，適切な処置を行う。

抗悪性腫瘍薬

多発性骨髄腫治療薬

ポマリドミド (ポマリスト カ)
レナリドミド水和物 (レブラミド カ)

催奇形性

初期症状 (なし)

検査頻度		添文 **警告 重要** その他
検査項目	妊娠検査	
検査時期・頻度	投与開始前および投与中は定期的(間隔が4週を超えない)。投与終了時および投与終了4週間後	

投与開始4週間前および投与開始3日前から,投与開始直前までに妊娠検査を実施。妊娠していないことを確認後に投与を開始する。
適正管理手順に従う。

禁忌 ・妊婦または妊娠している可能性のある婦人

好中球減少,血小板減少

初期症状 発熱,全身倦怠,咽頭痛など

検査頻度		添文 警告 **重要** その他
検査項目	好中球,PLT	
検査時期・頻度	定期的(目安:受診ごと)	

❶ 検査値異常時の対応
減量,休薬など適切な処置を行う。使用上の注意に記載の休薬・減量基準参照。G-CSF製剤の適切な使用も考慮。

多発性骨髄腫治療薬

急性腎不全

初期症状 口渇，全身倦怠感，むくみ，尿量減少

検査頻度	添文 警告 重要 その他
検査項目	Cr，BUN
検査時期・頻度	定期的(目安：受診ごと)

❗ 検査値異常時の対応
減量，休薬，投与中止など適切な処置を行う。

肝障害

(肝機能障害，黄疸)

初期症状 倦怠感，食欲不振，発熱，黄疸，発疹，吐き気・嘔吐，かゆみ

検査頻度	添文 警告 重要 その他
検査項目	AST，ALT，γGT，TB
検査時期・頻度	定期的(目安：受診ごと)

❗ 検査値異常時の対応
減量，休薬，投与中止など適切な処置を行う。

抗悪性腫瘍薬

急性前骨髄球性白血病治療薬

三酸化ヒ素（トリセノックス 注）

不整脈

(QT延長，完全房室ブロック)

初期症状 めまい，動悸，胸痛，胸部不快感，意識消失，失神，痙攣など

検査頻度 添文 警告 重要 その他

検査項目	12誘導心電図，血清電解質(K, Ca, Mg)，Cr
検査時期・頻度	投与開始前，投与中は最低週2回

❗ 検査値異常時の対応
休薬，投与中止を考慮する。

📝 生化学的検査（カリウム，カルシウム，マグネシウム，ナトリウムなど），血液学的検査（赤血球，血小板，白血球分画〔好中球，好酸球，好塩基球，リンパ球，単球〕）および血液凝固能検査（APTT，フィブリノゲン，FDP）は寛解導入療法では最低週2回，寛解後療法では最低週1回実施。

肝障害

初期症状 倦怠感，食欲不振，発熱，黄疸，発疹，吐き気・嘔吐，かゆみ

検査頻度 添文 警告 重要 その他

検査項目	AST, ALT, TB
検査時期・頻度	投与開始前，投与中は定期的(目安：4週に1回)

❗ 検査値異常時の対応
休薬し，適切な処置を行う。

急性前骨髄球性白血病治療薬

高血糖

初期症状 口渇，多飲，多尿，体重減少

検査頻度 　　添文 警告 重要 その他

検査項目	血糖値
検査時期・頻度	投与開始前，投与中は定期的(目安：4週に1回)

抗悪性腫瘍薬

急性前骨髄球性白血病治療薬

タミバロテン (アムノレイク 錠)

催奇形性

初期症状 (なし)

検査頻度		添文 警告 重要 その他
検査項目	妊娠検査	
検査時期・頻度	投与開始前2週間以内，投与後1カ月ごと	

禁忌 ・妊婦または妊娠している可能性のある婦人

脂質代謝異常

初期症状 (特になし)

検査頻度		添文 警告 **重要** その他
検査項目	TC, TG	
検査時期・頻度	定期的(目安：受診ごと)	

肝障害

初期症状 倦怠感，食欲不振，発熱，黄疸，発疹，吐き気・嘔吐，かゆみ

検査頻度		添文 警告 **重要** その他
検査項目	AST, ALT, ALP	
検査時期・頻度	定期的(目安：受診ごと)	

抗アンドロゲン薬

フルタミド(オダイン錠)

肝障害

(初期症状) 倦怠感,食欲不振,発熱,黄疸,発疹,吐き気・嘔吐,かゆみ

検査頻度		添文 警告 重要 その他
検査項目	AST,ALT,LD,ALP,γGT,TB	
検査時期・頻度	定期的(少なくとも1カ月に1回)	

❶ 検査値異常時の対応
投与を中止し,適切な処置を行う。

(禁忌) ・肝障害のある患者

黄体ホルモン

メドロキシプロゲステロン酢酸エステル (ヒスロンH 錠)

動・静脈血栓症

(初期症状) 間欠性跛行,突然手足に力が入らない,足の痛み,麻痺,鋭い胸の痛み,突然の息苦しさ,舌のもつれ

検査頻度		添文 警告 重要 その他
検査項目	FDP,α_2プラスミンインヒビター・プラスミン複合体など	
検査時期・頻度	投与開始前,投与後1カ月ごと	

❗ 検査値異常時の対応
投与を中止し,適切な処置を行う。

📝 血管が閉塞する部位により症状が異なる。脳梗塞,心筋梗塞,肺塞栓症など。

(禁忌) ・血栓症をおこすおそれの高い患者

その他の抗悪性腫瘍薬

塩化ストロンチウム(^{89}Sr)(メタストロン 注)

骨髄抑制

(初期症状) 発熱,咽頭痛,倦怠感,皮下出血,鼻出血,歯肉出血

検査頻度		添文 警告 重要 その他
検査項目	RBC,Hb,WBC,Neu,PLT	
検査時期・頻度	投与開始前および投与中は2週に1回	

肝機能検査(AST,ALT),腎機能検査(BUN,Cr)もあわせて行う。

(禁忌)・重篤な骨髄抑制のある患者

その他の抗悪性腫瘍薬

ホリナートカルシウム (ロイコボリン 錠(25mg))

肝障害

(劇症肝炎など)

(初期症状) 倦怠感, 食欲不振, 発熱, 黄疸, 発疹, 吐き気・嘔吐, かゆみ

検査頻度	添文 警告 重要 その他
検査項目	AST, ALT, TB, ALP
検査時期・頻度	少なくとも1クールに1回以上, 特に投与開始から2クールは各クール開始前および当該クール中に1回以上

⚠ 検査値異常時の対応
黄疸(眼球黄染)があらわれた場合はただちに投与を中止。減量, 休薬などの適切な処置を行う。

骨髄抑制

(初期症状) 発熱, 咽頭痛, 倦怠感, 皮下出血, 鼻出血, 歯肉出血

検査頻度	添文 警告 重要 その他
検査項目	RBC, Hb, WBC, Neu, PLT
検査時期・頻度	少なくとも1クールに1回以上, 特に投与開始から2クールは各クール開始前および当該クール中に1回以上

⚠ 検査値異常時の対応
減量, 休薬などの適切な処置を行う。

📝 肝機能検査(AST, ALT), 腎機能検査(BUN, Cr)もあわせて行う。

(禁忌) ・重篤な骨髄抑制のある患者
・重篤な感染症を合併している患者

・下痢, 脱水に注意。

その他の抗悪性腫瘍薬

滅菌調整タルク (ユニタルク 注射用(胸膜腔内注入用懸濁))

急性呼吸窮迫症候群

初期症状 呼吸困難

検査頻度		添文 警告 重要 その他
検査項目	胸部X線	
検査時期・頻度	必要時	

間質性肺疾患

初期症状 息切れ,呼吸困難,咳,発熱

検査頻度		添文 警告 重要 その他
検査項目	胸部X線,胸部CT	
検査時期・頻度	必要時	

! 検査値異常時の対応
副腎皮質ホルモン剤の投与など適切な処置を行う。

その他の抗悪性腫瘍薬

レボホリナートカルシウム（アイソボリン 注射用）

骨髄抑制

初期症状 発熱，咽頭痛，倦怠感，皮下出血，鼻出血，歯肉出血

検査頻度		添文 警告 重要 その他
検査項目	RBC，Hb，WBC，Neu，PLT	
検査時期・頻度	2週に1回以上(特に投与初期は頻回)	

❶ 検査値異常時の対応
減量，休薬など，適切な処置を行う。

📝 肝機能検査(AST，ALT)，腎機能検査(BUN，Cr)もあわせて行う。

禁忌 ・重篤な骨髄抑制のある患者
・重篤な感染症を合併している患者

・重篤な腸炎による下痢，脱水に注意。

抗結核薬

イソニアジド (イスコチン 末 錠 注)
エタンブトール塩酸塩 (エサンブトール 錠)
リファンピシン (リファジン カ)

肝障害

(劇症肝炎など)

(初期症状) 倦怠感，食欲不振，発熱，黄疸，発疹，吐き気・嘔吐，かゆみ

検査頻度		添文 警告 重要 その他
検査項目	AST, ALT	
検査時期・頻度	定期的(受診ごと)	

他の抗結核薬との併用時。

(禁忌) ・(イソニアジド，リファンピシン) 重篤な肝障害のある患者

抗結核薬

デラマニド (デルティバ錠)

QT間隔延長

初期症状 めまい，動悸，胸痛，胸部不快感，意識消失，失神，痙攣など

検査頻度　　　　　　　　　　　　　　　　添文 警告 重要 その他

検査項目	心電図，電解質およびALB
検査時期・頻度	投与開始前および投与中は月1回

❗ 検査値異常時の対応
投与を中止するなど適切な処置を行う。

抗菌薬(オキサゾリジノン系)

リネゾリド（ザイボックス 錠 注）

骨髄抑制

(貧血，白血球・汎血球・血小板減少症など)

初期症状 発熱，咽頭痛，倦怠感，皮下出血，鼻出血，歯肉出血

検査頻度	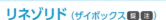 添文 警告 重要 その他
検査項目	RBC，Hb，WBC，Neu，PLT
検査時期・頻度	週1回

検査値異常時の対応
投与を中止するなど，適切な処置を行う。

📝 肝機能検査（AST，ALT），腎機能検査（BUN，Cr）もあわせて行う。

低ナトリウム血症

初期症状 意識障害，嘔気，嘔吐，食欲不振など

検査頻度	添文 警告 重要 その他
検査項目	血清Na
検査時期・頻度	定期的（目安：週1回）

検査値異常時の対応
投与を中止するなど適切な処置を行う。

・偽膜性大腸炎にも注意が必要。

抗真菌薬(トリアゾール系)

ボリコナゾール (ブイフェンド 錠 シロップ用 注射用)

肝障害

初期症状 倦怠感,食欲不振,発熱,黄疸,発疹,吐き気・嘔吐,かゆみ

検査頻度		添文 **警告** 重要 その他
検査項目	γGT,AST,ALT,ALP	
検査時期・頻度	4カ月間は2週ごと,その後,1カ月ごと	

❶ 検査値異常時の対応
投与を中止し,適切な処置を行う。

・造血幹細胞移植患者における深在性真菌症の予防については,好中球数が500/mm^{3}以上に回復する,または免疫抑制剤の投与終了など,適切な時期に投与を終了する。

抗真菌薬（アリルアミン系）

テルビナフィン塩酸塩 (ラミシール 錠)

肝障害

(肝不全，肝炎，胆汁うっ滞，黄疸など)

初期症状　倦怠感，食欲不振，発熱，黄疸，発疹，吐き気・嘔吐，かゆみ

検査頻度		添文　警告 重要 その他
検査項目	AST，ALT，γGT，LD，ALP	
検査時期・頻度	投与開始前および投与中は1カ月に1回	

検査値異常時の対応
投与を中止し，適切な処置を行う。

投与中は随伴症状に注意。重篤な肝障害は主に投与開始2カ月以内にあらわれる。

禁忌　・重篤な肝障害のある患者

汎血球減少，無顆粒球症，血小板減少

初期症状　発熱，咽頭痛，倦怠感，皮下出血，鼻出血，歯肉出血

検査頻度		添文　警告 重要 その他
検査項目	RBC，PLT，白血球分画(好中球，好酸球，好塩基球，リンパ球，単球)	
検査時期・頻度	投与開始前および投与中は1カ月に1回	

検査値異常時の対応
投与を中止し，適切な処置を行う。

投与中は随伴症状に注意。

禁忌　・汎血球減少，無顆粒球症，血小板減少などの血液障害のある患者

抗サイトメガロウイルス薬

ガンシクロビル (デノシン 注射用)

骨髄抑制,汎血球減少,再生不良性貧血,白血球・好中球減少,貧血,血小板減少

(初期症状) 発熱,咽頭痛,倦怠感,皮下出血,鼻出血,歯肉出血

検査頻度		添文 警告 重要 その他
検査項目	RBC, Hb, WBC, Neu, PLT	
検査時期・頻度	週1回以上	

❗ 検査値異常時の対応
造血促進因子を投与するかまたは本剤の投与を中止。好中球減少($500/mm^3$未満)または血小板減少($25,000/mm^3$未満)など,著しい骨髄抑制の場合は,骨髄機能が回復するまで休薬。これより軽度の好中球減少($500〜1,000/mm^3$)および血小板減少($50,000/mm^3$以下)の場合は減量する。

(禁忌) ・好中球数$500/mm^3$未満または血小板数$25,000/mm^3$未満など,著しい骨髄抑制が認められる患者

・腎機能障害例については,使用上の注意に記載の米国での標準的な本剤の減量の目安を参照。

抗サイトメガロウイルス薬

バルガンシクロビル塩酸塩（バリキサ 錠）

白血球減少，骨髄抑制，汎血球減少，再生不良性貧血，好中球減少，貧血，血小板減少

初期症状 発熱，咽頭痛，倦怠感，皮下出血，鼻出血，歯肉出血

検査頻度 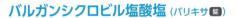 添文 警告 重要 その他

検査項目	RBC，Hb，WBC，Neu，PLT
検査時期・頻度	週1回以上，また血球数減少が患者のリスクとして重大となるような場合（白血球数，血小板数，ヘモグロビン値などが投与開始前から低値の患者）は週2回以上

❶ 検査値異常時の対応
造血促進因子を投与するかまたは本剤の投与を中止。好中球減少（500/mm³未満），血小板減少（25,000/mm³未満）またはヘモグロビン減少（8g/dL未満）など，著しい骨髄抑制が認められた場合は，骨髄機能が回復するまで休薬。これより軽度の好中球減少（500〜1,000/mm³）および血小板減少（25,000〜50,000/mm³）の場合は減量する。

禁忌 ・好中球数500/mm³未満または血小板数25,000/mm³未満など，著しい骨髄抑制が認められる患者

・腎障害患者，腎機能低下患者では，消失半減期が延長されるので，血清クレアチニンおよびクレアチニンクリアランスに注意し，使用上の注意に記載の減量の目安を参照。
・クレアチニンクリアランスが10mL/min未満の血液透析を受けている患者には，ガンシクロビル製剤の静脈内投与を行う。

抗サイトメガロウイルス薬

ホスカルネットナトリウム水和物 (ホスカビル 注)

腎障害

(急性腎不全)

初期症状 食欲不振，体重減少，倦怠感，尿量減少，手足のむくみ

検査頻度		添文 警告 重要 その他
検査項目	Cr	
検査時期・頻度	1週ごと	

❗ 検査値異常時の対応
投与中にCcrが0.4mL/min/kg以下になった場合には休薬。腎機能が回復するまで投与しない。

📝 投与中は，血清クレアチニン値を初期療法期には少なくとも隔日，維持療法期には週に1度測定し，腎機能に応じて投与量を調節する。
カルシウムなどの2価陽イオンとキレートを形成する。腎尿細管の上皮に高濃度に分布し，カルシウムなどの2価陽イオンの恒常性を障害し，これらの異常が連日投与により持続すると，尿細管上皮細胞の傷害や壊死などを起こすと考えられている。

禁忌 ・Ccrが0.4mL/min/kg未満の患者

電解質異常

初期症状 口部周辺のひりひり感，四肢のしびれ感および知覚異常

検査頻度		添文 警告 重要 その他
検査項目	血清Ca，血清Mg	
検査時期・頻度	月1回	

❗ 検査値異常時の対応
点滴速度に留意し，電解質の補正など適切な処置を行う。

📝 カルシウムなどの2価陽イオンとキレートを形成することによると考えられている。

抗B型肝炎ウイルス薬（核酸アナログ製剤）

アデホビルピボキシル （ヘプセラ 錠）

肝機能の悪化，肝炎の重症化

初期症状 倦怠感，食欲不振，発熱，黄疸，発疹，吐き気・嘔吐，かゆみ

検査頻度	👥👥👥	添文 警告 重要 その他
検査項目	HBV-DNA，ALTおよび必要に応じTB	
検査時期・頻度	投与中のみならず，投与終了後少なくとも4カ月間は原則として2週間ごと	

腎障害
（腎不全，ファンコニー症候群）

初期症状 食欲不振，体重減少，倦怠感，尿量減少，手足のむくみ

検査頻度	👥👥👤	添文 警告 重要 その他
検査項目	Cr，血清リン，ALP	
検査時期・頻度	投与開始前，定期的（目安：受診ごと）	

❗ 検査値異常時の対応
リンを補充するなど，適切な処置を行う。
併せて活性型ビタミンDの投与も考慮する。

 腎機能障害患者では，血中濃度が上昇するため，投与開始時のCcrに応じて投与間隔の調節が必要。

抗B型肝炎ウイルス薬(核酸アナログ製剤)

エンテカビル水和物 (バラクルード 錠)

肝炎の急性増悪

初期症状 倦怠感,食欲不振,発熱,黄疸,発疹,吐き気・嘔吐,かゆみ

検査頻度		添文 警告 重要 その他
検査項目	HBV-DNA,ALTおよび必要に応じTB	
検査時期・頻度	4カ月間は2週ごと,その後,定期的(投与終了数カ月後まで)	

・腎機能障害患者では,高い血中濃度が持続するおそれがあるので,Ccrが50mL/min未満の患者ならびに血液透析または持続携行式腹膜透析を施行している患者では投与間隔の調節が必要。

抗B型肝炎ウイルス薬（核酸アナログ製剤）

ラミブジン（ゼフィックス錠）

肝機能の悪化，肝炎の重症化

(初期症状) 倦怠感，食欲不振，発熱，黄疸，発疹，吐き気・嘔吐，かゆみ

検査頻度		添文 警告 重要 その他
検査項目	HBV-DNA，ALTおよび必要に応じTB	
検査時期・頻度	投与中のみならず，投与終了後少なくとも4カ月間は原則として2週間ごと	

・腎機能障害患者では，血中濃度半減期の延長が認められ，血中濃度が増大するので，Ccrに応じて投与量の調節が必要。なお，血液透析患者（4時間までの透析を週2〜3回施行）に対しても，Ccrに応じ，投与量を調節する。

抗C型肝炎ウイルス薬（プロテアーゼ阻害薬）

シメプレビルナトリウム（ソブリアード 力）

高ビリルビン血症

初期症状 眼球・皮膚の黄染，褐色尿，全身倦怠感など

検査頻度				添文 警告 重要 その他
検査項目	TB			
検査時期・頻度	定期的（受診ごと）			

❗ 検査値異常時の対応
投与を中止し，適切な処置を行う。
眼球・皮膚の黄染，褐色尿，全身倦怠感がみられた場合はただちに受診するよう患者を指導。

抗C型肝炎ウイルス薬（プロテアーゼ阻害薬）

テラプレビル（テラビック 錠）

血液障害（汎血球減少），無顆粒球症，好中球・血小板・白血球減少

初期症状 発熱，咽頭痛，倦怠感，皮下出血，鼻出血，歯肉出血

検査頻度	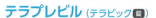	添文 警告 重要 その他
検査項目	RBC, Hb, WBC, Neu, PLT	
検査時期・頻度	投与開始前および投与開始12週間は少なくとも毎週，その後は4週に1回実施	

❗検査値異常時の対応

・本剤とペグインターフェロン アルファ-2bおよびリバビリンを併用するにあたっては，ヘモグロビン濃度が12g/dL以上であることが望ましい。また，投与中にヘモグロビン濃度の低下が認められた場合には，リバビリンの用量を調節，あるいは本剤，ペグインターフェロン アルファ-2bおよびリバビリンの投与を中止する。なお，リバビリンの最低用量は200mg/日までとする。
ヘモグロビン濃度が1週間以内に1g/dL以上減少し，その値が13g/dL未満の場合は，リバビリンを更に200mg減量する。

・本剤とペグインターフェロン アルファ-2bおよびリバビリンを併用するにあたっては，白血球数が4,000/mm³以上または好中球数が1,500/mm³以上，血小板数が100,000/mm³以上であることが望ましい。また，投与中に白血球数，好中球数または血小板数の低下が認められた場合には，ペグインターフェロン アルファ-2bの用量を調節，あるいは本剤，ペグインターフェロン アルファ-2bおよびリバビリンの投与を中止する。

📝 肝機能検査（AST，ALT），腎機能検査（BUN，Cr）もあわせて行う。
投与期間は12週間。

投与開始前のヘモグロビン濃度が13g/dL未満の患者には，リバビリンの投与量を200mg減量し，患者の体重に応じた用法・用量で経口投与する。
投与開始前のヘモグロビン濃度が14g/dL未満，好中球数が2,000/mm³未満あるいは血小板数が120,000/mm³未満の患者，高齢者および女性ではペグインターフェロン アルファ-2bおよびリバビリンの減量を要する頻度が高くなる傾向が認められるので，投与開始から2週間は原則入院させる。

抗C型肝炎ウイルス薬(プロテアーゼ阻害薬)

腎障害

(急性腎不全)

初期症状 食欲不振,体重減少,倦怠感,尿量減少,手足のむくみ

検査頻度　　　　　　　　　　　　　　　　添文 警告 **重要** その他

検査項目	Cr, BUN, UA
検査時期・頻度	投与開始後1週間以内に少なくとも2回実施し,さらに投与開始2週間後および4週間後に1回,その後は4週に1回実施

! 検査値異常時の対応
投与を中止するなど適切な処置を行う。

肝障害

初期症状 倦怠感,食欲不振,発熱,黄疸,発疹,吐き気・嘔吐,かゆみ

検査頻度　　　　　　　　　　　　　　　　添文 警告 **重要** その他

検査項目	AST, ALT
検査時期・頻度	投与開始後1週間以内に少なくとも2回実施し,さらに投与開始2週間後および4週間後に1回,その後は4週に1回実施

! 検査値異常時の対応
黄疸や著しいトランスアミナーゼの上昇を伴う肝機能障害があらわれた場合には,投与を中止するなど適切な処置を行う。

・甲状腺機能検査は12週間に1度実施。

抗HIV薬（ヌクレオシド系逆転写酵素阻害薬）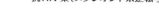

ジダノシン（ヴァイデックスEC カ）

膵炎

初期症状 激しい上腹部痛，発熱，悪心，嘔吐など

検査頻度	添文 警告 重要 その他
検査項目	AMY，血清リパーゼ，TG
検査時期・頻度	定期的（目安：受診ごと）

❗ 検査値異常時の対応
投与を中止するなど適切な処置を行う。

禁忌 ・膵炎の患者

乳酸アシドーシス，肝障害，門脈圧亢進症（非肝硬変性も含む）

初期症状 全身倦怠感，食欲不振，体重減少，胃腸障害，呼吸困難

検査頻度	添文 警告 重要 その他
検査項目	乳酸値，血液pH，AST，ALT，ALP，γGT
検査時期・頻度	定期的（目安：受診ごと）

❗ 検査値異常時の対応
投与を中止するなど適切な処置を行う。

抗HIV薬(ヌクレオシド系逆転写酵素阻害薬)

網膜色素脱失,視神経炎

初期症状 夜盲,視野狭窄

検査頻度 / **添文** 警告 重要 その他

検査項目	視力検査
検査時期・頻度	定期的(目安:受診ごと)

❶ 検査値異常時の対応
投与を中止するなど適切な処置を行う。

抗HIV薬(ヌクレオシド系逆転写酵素阻害薬)

ジドブジン(レトロビル カ)

骨髄抑制

(初期症状) 発熱,咽頭痛,倦怠感,皮下出血,鼻出血,歯肉出血

検査頻度		添文 警告 重要 その他
検査項目	RBC, Hb, WBC, Neu, PLT	
検査時期・頻度	投与開始3カ月は2週に1回,その後,月1回	

❗ 検査値異常時の対応
投与中,特に著しい好中球減少($750/mm^3$未満または投与前値からの50%以上の減少)または著しい貧血(ヘモグロビン値が7.5g/dL未満,または投与前値からの25%以上の減少)が認められた場合は,骨髄機能が回復するまで休薬する。これより軽度の貧血(ヘモグロビン値が7.5〜9.5g/dL)および好中球減少($750〜1,000/mm^3$)の場合は減量する。著しい貧血がみられた場合,休薬および減量を行っても輸血の必要な場合がある。休薬または減量後,骨髄機能が回復した場合には血液学的所見および患者の耐容性に応じて徐々に通常の投与量に増量する。

📝 肝機能検査(AST, ALT),腎機能検査(BUN, Cr)もあわせて行う。
本剤誘発性貧血は赤血球の成熟障害の結果。

(禁忌)・好中球数$750/mm^3$未満またはヘモグロビン値が7.5g/dL未満に減少した患者(ただし原疾患であるHIV感染症に起因し,本剤または他の抗HIV薬による治療経験がないものを除く)

抗HIV薬（ヌクレオシド系逆転写酵素阻害薬）

ジドブジン・ラミブジン（コンビビル錠）

骨髄抑制

初期症状 発熱，咽頭痛，倦怠感，皮下出血，鼻出血，歯肉出血

検査頻度		添文 警告 重要 その他
検査項目	RBC，Hb，WBC，Neu，PLT	
検査時期・頻度	投与開始3カ月は2週に1回，その後，月1回	

❗ 検査値異常時の対応
投与中に貧血（ヘモグロビン値が9.5g/dL未満）または好中球減少（1,000/mm³未満）が認められた場合は，投与を中止し，個別のジドブジン製剤またはラミブジン製剤を用いて用量調節を行う。

📝 肝機能検査（AST，ALT），腎機能検査（BUN，Cr）もあわせて行う。
有効成分の1つであるジドブジンにより骨髄抑制があらわれる。

禁忌・好中球数750/mm³未満またはヘモグロビン値が7.5g/dL未満に減少した患者（ただし原疾患であるHIV感染症に起因し，本剤または他の抗HIV薬による治療経験がないものを除く）

抗HIV薬（非ヌクレオシド系逆転写酵素阻害薬）

ネビラピン（ビラミューン錠）

肝障害

（肝不全，肝炎，肝機能障害，黄疸など）

初期症状 倦怠感，食欲不振，発熱，黄疸，発疹，吐き気・嘔吐，かゆみ

検査頻度		添文 警告 重要 その他
検査項目	AST，ALT	
検査時期・頻度	投与開始前および投与開始後6カ月間は少なくとも1カ月に1回	

❗ 検査値異常時の対応
投与を中止するなど適切な処置。肝機能障害が発現した患者には再投与しない。

📝 CD4値が高く（女性：250/mm³以上，男性：400/mm³以上），血漿中にHIV-1 RNAが検出される（概ね50copies/mL以上）患者あるいは抗レトロウイルス薬による治癒経験がない患者では，CD4値が低い患者に比べて本剤による肝機能障害の発現率が高い。このため，CD4値，血漿中HIV-1RNAコピー数の測定，抗レトロウイルス薬による治療経験の有無の確認を行う。

禁忌
・重篤な肝機能障害のある患者
・本剤の投与により肝機能障害が発現した患者

・主な副作用は皮膚障害。発疹の副作用の発現に伴って肝機能障害の副作用があらわれる症例が報告されている。発疹があらわれた患者は肝機能検査も行う。

抗HIV薬（インテグラーゼ阻害薬・核酸系逆転写酵素阻害薬配合剤）

ドルテグラビルナトリウム・アバカビル硫酸塩・ラミブジン（トリーメク 錠）

膵炎

初期症状 激しい上腹部痛，発熱，悪心，嘔吐など

検査頻度		添文 警告 **重要** その他
検査項目	AMY，血清リパーゼ，TG	
検査時期・頻度	定期的(目安：受診ごと(1〜3カ月ごと))	

❗ 検査値異常時の対応
膵炎を疑わせる重度の腹痛，悪心・嘔吐などまたは血清アミラーゼ，血清リパーゼ，トリグリセリドなどの上昇があらわれた場合は，ただちに投与を中止し，画像診断などによる観察を十分行う。

乳酸アシドーシス，肝毒性

初期症状 全身倦怠感，食欲不振，体重減少，胃腸障害，呼吸困難

検査頻度		添文 警告 **重要** その他
検査項目	乳酸値，血液pH，AST，ALT，ALP，γGT	
検査時期・頻度	定期的(目安：受診ごと(1〜3カ月ごと))	

❗ 検査値異常時の対応
投与を中止するなど適切な処置を行う。

📝 女性に多く報告されている。

エベロリムス (サーティカン錠)

肝炎ウイルスの再活性化

初期症状 倦怠感, 食欲不振, 発熱, 黄疸, 発疹, 吐き気・嘔吐, かゆみ

検査頻度		添文 警告 重要 その他
検査項目	肝炎ウイルスマーカー, AST, ALT	
検査時期・頻度	AST, ALTは4週に1回以上	

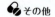 その他

カナキヌマブ (イラリス 注射用(皮下注))

好中球減少

初期症状 発熱,全身倦怠,咽頭痛など

検査項目	好中球数
検査時期・頻度	初回投与開始前,概ね投与1カ月後,およびその後本剤投与中は定期的(目安:受診ごと)

添文 警告 重要 その他

❶ 検査値異常時の対応
投与を中止するなど適切な処置を行う。

禁忌 ・重篤な感染症の患者

その他

デフェラシロクス（エクジェイド懸濁用 錠）

肝障害

（肝炎，肝不全）

初期症状 倦怠感，食欲不振，発熱，黄疸，発疹，吐き気・嘔吐，かゆみ

検査頻度		添文 警告 重要 その他
検査項目	AST，ALT，γGT，ALP，LD，TB	
検査時期・頻度	投与開始前，投与開始後1カ月間は2週ごと，その後は4週ごと	

❗ 検査値異常時の対応

本剤に起因した血清トランスアミナーゼなどの持続的な上昇が認められた場合には休薬し，適切な処置を行う。
肝機能検査値異常の原因が本剤によらないと判明し，肝機能検査値が正常化した場合に本剤による治療を再開する際には，本剤を減量して治療を再開する。

その他

腎障害

（急性腎不全，腎尿細管障害）

初期症状 食欲不振，体重減少，倦怠感，尿量減少，手足のむくみ

検査頻度				添文 警告 **重要** その他
検査項目	Cr，尿蛋白				
検査時期・頻度	投与開始前に2回測定し，投与開始後は4週ごと				

❗ 検査値異常時の対応
休薬し，適切な処置を行う。尿蛋白／クレアチニン比が1.0mg/mgを超えた場合は休薬する。

📝 腎機能障害患者や，腎機能を低下させる薬剤を投与中の患者では，腎機能が悪化するおそれがあるので，治療開始または投与量変更後1カ月間は毎週血清クレアチニンを測定する。

本剤投与後，成人患者では，連続2回の来院時に，治療前の平均値の33％を超える本剤に起因した血清クレアチニンの増加が認められた場合には，デフェラシロクスとして10mg/kg減量。減量後もさらに血清クレアチニンが増加し，かつ施設基準値を超える場合には休薬する。

小児患者では，連続2回の来院時に，血清クレアチニンが基準範囲の上限を超えている場合には，デフェラシロクスとして10mg/kg減量。減量後もさらに血清クレアチニンの増加が認められる場合には休薬する。

禁忌 ・高度の腎機能障害のある患者

難聴,水晶体混濁,視神経炎

初期症状 聞こえにくい,眼球を動かすと痛みがある,目の奥の痛み,見えにくい

検査頻度 　　　　　　　　　　　　　　添文 警告 重要 その他

検査項目	聴力検査,眼科的検査(眼底検査を含む)
検査時期・頻度	投与開始前,投与後定期的(6カ月ごと)

❶ 検査値異常時の対応
減量または休薬し,適切な処置を行う。

- 1カ月あたりの輸血量が人赤血球濃厚液7mL/kg未満(成人では4単位/月未満に相当)の場合は,初期投与量(1日量)として10mg/kgを投与することを考慮する。
- 投与開始後は血清フェリチンを毎月測定する。用量調節にあたっては,患者の血清フェリチンの推移を3~6カ月間観察し,その他の患者の状態(安全性,輸血量など)および治療目的(体内鉄蓄積量の維持または減少)も考慮して5~10mg/kgの間で段階的に増減。なお,本剤投与により血清フェリチンが継続して500ng/mLを下回った患者での使用経験は少ないので,本剤による過剰な鉄除去には注意する。

その他

硫酸マグネシウム水和物・ブドウ糖
(マグネゾール 注)
(マグセント 注 キット)

マグネシウム中毒

初期症状 眼瞼下垂，膝蓋腱反射の消失，筋緊張低下，心電図異常（房室ブロック，伝導障害），呼吸数低下，呼吸困難など

検査頻度		添文 警告 重要 その他
検査項目	血中Mg濃度	
検査時期・頻度	随時	

! 検査値異常時の対応
投与を中止するなど適切な処置を行う。

投与中は，マグネシウム中毒を防止するため慎重な観察（投与前および増量時の膝蓋腱反射，呼吸数の変動の確認，尿量の測定，血中マグネシウム濃度の測定など）を行う。

これだけは知っておきたい！
くすりでひける臨床検査

付録

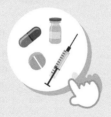

■ 共用基準範囲

項目名称	項目	単位		下限	上限
白血球数	WBC	$10^3/\mu L$		3.3	8.6
赤血球数	RBC	$10^6/\mu L$	M	4.35	5.55
			F	3.86	4.92
ヘモグロビン	Hb	g/dL	M	13.7	16.8
			F	11.6	14.8
ヘマトクリット	Ht	%	M	40.7	50.1
			F	35.1	44.4
平均赤血球容積	MCV	fL		83.6	98.2
平均赤血球血色素量	MCH	pg		27.5	33.2
平均赤血球血色素濃度	MCHC	g/dL		31.7	35.3
血小板数	PLT	$10^3/\mu L$		158	348
総蛋白	TP	g/dL		6.6	8.1
アルブミン	ALB	g/dL		4.1	5.1
グロブリン	GLB	g/dL		2.2	3.4
アルブミン，グロブリン比	A/G			1.32	2.23
尿素窒素	UN	mg/dL		8	20
クレアチニン	CRE	mg/dL	M	0.65	1.07
			F	0.46	0.79
尿酸	UA	mg/dL	M	3.7	7.8
			F	2.6	5.5
ナトリウム	Na	mmol/L		138	145
カリウム	K	mmol/L		3.6	4.8
クロール	Cl	mmol/L		101	108
カルシウム	Ca	mg/dL		8.8	10.1
無機リン	IP	mg/dL		2.7	4.6
グルコース	GLU	mg/dL		73	109
中性脂肪	TG	mg/dL	M	40	234
			F	30	117

(日本臨床検査標準協議会（JCCLS）　基準範囲共用化委員会)

項目名称	項目	単位		下限	上限
総コレステロール	TC	mg/dL		142	248
HDL-コレステロール	HDL-C	mg/dL	M	38	90
			F	48	103
LDL-コレステロール	LDL-C	mg/dL		65	163
総ビリルビン	TB	mg/dL		0.4	1.5
アスパラギン酸アミノトランスフェラーゼ	AST	U/L		13	30
アラニンアミノトランスフェラーゼ	ALT	U/L	M	10	42
			F	7	23
乳酸脱水素酵素	LD	U/L		124	222
アルカリホスファターゼ	ALP	U/L		106	322
γ-グルタミールトランスペプチダーゼ	γGT	U/L	M	13	64
			F	9	32
コリンエステラーゼ	ChE	U/L	M	240	486
			F	201	421
アミラーゼ	AMY	U/L		44	132
クレアチン・ホスホキナーゼ	CK	U/L	M	59	248
			F	41	153
C反応性蛋白	CRP	mg/dL		0.0	0.14
鉄	Fe	μg/dL		40	188
免疫グロブリン	IgG	mg/dL		861	1747
免疫グロブリン	IgA	mg/dL		93	393
免疫グロブリン	IgM	mg/dL	M	33	183
			F	50	269
補体蛋白	C3	mg/dL		73	138
補体蛋白	C4	mg/dL		11	31
ヘモグロビンA1c	HbA1c	%(NGSP)		4.9	6.0

■ 重篤な副作用とその症状

副作用名	症状
うっ血性心不全	「動くと息が苦しい」,「疲れやすい」,「足がむくむ」,「急に体重が増えた」,「咳とピンク色の痰」
心室頻拍	「めまい」,「動悸」,「胸が痛む」,「胸部の不快感」,「意識消失」,「失神」,「痙攣」
出血性膀胱炎	「尿が赤味を帯びる(血液が混ざる)」,「尿の回数が増える」,「排尿時に痛みがある」,「尿が残っている感じがする」
尿閉・排尿困難	「おしっこがしたいのに出ない」,「おしっこの勢いが弱い」,「おしっこをしている間に何度もとぎれる」,「おしっこが出るまでに時間がかかる」,「おしっこを出すときにお腹に力を入れる必要がある」,「おしっこをしたあとにまだ残っている感じがある」などがみられ,これらの症状が急に強く自覚されたり,持続したりする。
特発性大腿骨頭壊死症	「大腿骨の付け根あたりに痛みがある」,「膝あるいは臀部あたりに痛みがある」
骨粗鬆症	「身長が2cm以上低下した」,「背中が丸くなった」また,以下の項目は骨粗鬆症の危険因子のため,該当する場合は専門医への受診をすすめる。「過去に背骨,大腿骨の付け根(股関節),骨盤,手首,肩などに骨折を生じたことがある」,「経口ステロイド薬を毎日,3カ月以上使用している。あるいは3カ月以上使用予定である」,「経口ステロイド薬を使用していて,背中や腰の痛み,大腿骨の付け根の痛みがある。下肢のしびれや,下肢に力がはいりづらいことがある」
ビスホスホネート系薬剤による顎骨壊死	「口の中の痛み,特に抜歯後の痛みがなかなか治らない」,「歯ぐきに白色あるいは灰色の硬いものが出てきた」,「あごが腫れてきた」,「下くちびるがしびれた感じがする」,「歯がぐらついてきて,自然に抜けた」

厚生労働省 重篤副作用疾患別対応マニュアル (http://www.pmda.go.jp/safety/info-services/drugs/adr-info/manuals-for-hc-pro/0001.html) より

副作用名	症　状
薬物性口内炎	「高熱(38℃以上)」,「目の充血」,「口の中やくちびるのただれ」,「のどの痛み」,「皮膚が広い範囲にわたり赤くなる」
抗がん剤による口内炎	「口のなかの痛み・出血・熱いものや冷たいものがしみる」,「口の乾燥，口のなかが赤くなったり腫れる」,「口が動かしにくい」,「ものが飲み込みにくい」,「味が変わる」
薬物性味覚障害	「味を感じにくい」,「嫌な味がする」,「食べ物の味が変わった」,「食事がおいしくなくなった」
角膜混濁	「目のかすみ」,「充血」,「異物感」,「まぶしさ」
網膜・視路障害	「視力が下がる」,「近くのものにピントが合いにくい」,「色が分かりにくくなる」,「暗くなると見えにくくなる」,「視野が狭くなる」,「視野の中に見えない部分がある」,「光りが見える」,「ものがゆがんで見える」がみられ，その症状が持続あるいは急激に悪くなる
緑内障	・急激に発症する場合：急激に「目の充血」,「目の痛み」,「目のかすみ」,「頭痛・吐き気」を生じる。遠視眼，中高年女性に発症しやすい ・慢性に進行する場合：初期には症状はあっても軽微だが，進行すると「視野の中に見えない部分がある」,「視野が狭くなる」症状がみられる
難聴(アミノグリコシド系抗菌薬，白金製剤，サリチル酸剤，ループ利尿剤による)	「聞こえづらい」,「ピーやキーンという耳鳴りがする」,「耳がつまった感じがする」,「ふらつく」

副作用名	症状
アカシジア	・「体や足がソワソワしたりイライラして，じっと座っていたり，横になっていたりできず，動きたくなる」 ・「じっとしておれず，歩きたくなる」 ・「体や足を動かしたくなる」 ・「足がむずむずする感じ」 ・「じっと立ってもおれず，足踏みしたくなる」など
セロトニン症候群	「不安」，「混乱する」，「いらいらする」左記の症状に加えて次の症状がみられる場合。「興奮する」，「動き回る」，「手足が勝手に動く」，「眼が勝手に動く」，「ふるえる」，「体が固くなる」，「汗をかく」，「発熱」，「下痢」，「脈が速くなる」など
新生児薬物離脱症候群	「ぐったりしている状態」や「手足をブルブルふるったりする状態」があらわれることがある。薬の影響がより強い場合には「痙攣」や，「息をとめる」などの一時的な症状があらわれることがある
薬剤惹起性うつ病	「眠れなくなった」，「物事に興味がなくなった」，「不安やイライラが出た」，「いろんなことが面倒になった」，「食欲がなくなった」，「気分が落ち込んだ」
悪性症候群	「他の原因がなく，37.5℃以上の高熱が出る」，「汗をかく」，「ぼやっとする」，「手足がふるえる」，「身体のこわばり」，「話しづらい」，「よだれが出る」，「飲み込みにくい」，「脈が速くなる」，「呼吸数が増える」，「血圧が上昇する」
薬物性肝障害	「倦怠感」，「食欲不振」，「発熱」，「黄疸」，「発疹」，「吐き気・嘔吐」，「かゆみ」など
重度の下痢	「便が泥状か，完全に水のようになっている」，「便意切迫またはしぶり腹がある」，「さしこむような激しい腹痛がある」，「トイレから離れられないほど頻回に下痢をする」，「便に粘液状のものが混じっている」，「便に血液が混じっている」など

副作用名	症　状
急性膵炎 (薬剤性膵炎)	「急に胃のあたりがひどく痛む」,「吐き気」,「嘔吐」がみられる。お腹の痛みはのけぞると強くなり，かがむと弱くなる
麻痺性イレウス	「お腹がはる」,「著しい便秘」,「腹痛」,「吐き気」,「嘔吐」などがみられ，これらの症状が持続する
消化性潰瘍	「胃のもたれ」,「食欲低下」,「胸やけ」,「吐き気」,「胃が痛い」,「空腹時にみぞおちが痛い」,「便が黒くなる」,「吐血」などがみられ，これらの症状が持続する
偽膜性大腸炎	「頻ぱんに下痢がおきる」,「粘性のある便」,「お腹が張る」,「腹痛」,「発熱」,「吐き気」など
アナフィラキシー	「皮膚のかゆみ」,「蕁麻疹」,「声のかすれ」,「くしゃみ」,「のどのかゆみ」,「息苦しさ」,「動悸」,「意識の混濁」など ※「息苦しい」場合は，救急車などを利用して直ちに受診
血管性浮腫	「急に，くちびる，まぶた，舌，口の中，顔，首が大きく腫れる」,「のどのつまり」,「息苦しい」,「話しづらい」 ※息苦しい場合は，救急車を利用して直ちに受診
喉頭浮腫	「のどのつまり」,「息苦しい」,「息を吸い込むときにヒューヒューと音がする」 ※息苦しい場合は，救急車などを利用して，すみやかに受診
非ステロイド性抗炎症薬による蕁麻疹/血管性浮腫	「急に，くちびる，まぶた，舌，口の中，顔，首が大きく腫れる」,「のどのつまり」,「息苦しい」,「話しづらい」 ※息苦しい場合は，救急車などを利用して直ちに受診
接触皮膚炎	薬剤を使ったらすぐに「ひりひりする」,「赤くなる」,「かゆくなり，塗ったところに蕁麻疹がでた」 また，あるときから「かゆみや赤み，ぶつぶつ，汁などが急に出てくる」など

副作用名	症　状
急性汎発性発疹性膿疱症	「高熱（38℃以上）」,「皮膚の広い範囲が赤くなる」,「赤くなった皮膚上に小さな白いブツブツ（小膿疱）が出る」,「全身がだるい」,「食欲がない」などがみられ，その症状が持続したり，急激に悪くなったりする
スティーブンス・ジョンソン症候群	「高熱（38℃以上）」,「目の充血」,「めやに（眼分泌物）」,「まぶたの腫れ」,「目が開けづらい」,「くちびるや陰部のただれ」,「排尿・排便時の痛み」,「のどの痛み」,「皮膚の広い範囲が赤くなる」がみられ，その症状が持続したり，急激に悪くなったりする
中毒性表皮壊死症（中毒性表皮壊死融解症）	「高熱（38℃以上）」,「目の充血」,「くちびるのただれ」,「のどの痛み」,「皮膚の広い範囲が赤くなる」がみられ，その症状が持続したり，急激に悪くなったりする
薬剤性過敏症症候群	「皮膚の広い範囲が赤くなる」,「高熱（38℃以上）」,「のどの痛み」,「全身がだるい」,「食欲が出ない」,「リンパ節が腫れる」などがみられ，その症状が持続したり，急激に悪くなったりする
腫瘍崩壊症候群	初期症状を自覚して早期発見することは難しい副作用。そのため的確に副作用を把握するには，「血液検査」,「尿検査」,「尿量測定」が重要。また，副作用を起こさないために水分補給などの予防策が大切
急性腎盂腎炎	「寒気」,「ふるえ」,「発熱」,「わき腹や腰の痛み」など
腎性尿崩症	「尿量の著しい増加」,「激しい口渇」,「多飲」
ネフローゼ症候群	「足がむくむ」,「尿量が少なくなる」,「体がだるい」,「排尿時の尿の泡立ちが強い」,「息苦しい」,「尿が赤い」
急性腎不全	「尿量が少なくなる」,「ほとんど尿が出ない」,「一時的に尿量が多くなる」,「発疹」,「むくみ」,「体がだるい」

副作用名	症 状
間質性腎炎 (尿細管間質性腎炎)	「発熱」，「発疹」，「関節の痛み」，「吐き気，嘔吐，下痢，腹痛などの消化器症状」など。また，これらの症状が持続したり，その後に「むくみ」，「尿量が少なくなる」などがみられた場合は，すぐに医療機関を受診
血栓性血小板減少性紫斑病 (TTP)	「発熱」，「倦怠感」，「脱力感」，「悪心」，「食欲不振」，「あおあざができる」，「鼻や歯ぐきからの出血」，「尿量の減少」，「皮膚や白目が黄色くなる」，「軽度の頭痛，めまい，痙攣，突然自分のいる場所や名前がわからなくなる，うとうとするなどの症状が短時間におこる」などの症状
ヘパリン起因性血小板減少症 (HIT)	急に今までとは異なった症状として「急な呼吸困難」，「意識障害，痙攣，運動・感覚障害」，「四肢の腫れ・疼痛・皮膚の色調の変化」などがあらわれた場合。また，ヘパリン皮下注射をされている方で「注射の数日後から注射部位が赤くなってきた，押すと痛いしこりができてきた」場合
再生不良性貧血	「あおあざができやすい」，「歯ぐきや鼻の粘膜からの出血」，「発熱」，「のどの痛み」，「皮膚や粘膜があおじろくみえる」，「疲労感」，「動悸」，「息切れ」，「気分が悪くなりくらっとする」，「血尿」
薬剤性貧血	「顔色が悪い」，「疲れやすい」，「だるい」，「頭が重い」，「動悸」，「息切れ」
出血傾向	「手足に点状出血」，「あおあざができやすい」，「皮下出血」，「鼻血」，「過多月経」，「歯ぐきの出血」
無顆粒球症 (顆粒球減少症，好中球減少症)	「突然の高熱」，「寒気」，「のどの痛み」
血小板減少症	「手足に点状出血」，「あおあざができやすい」，「出血しやすい (歯ぐきの出血・鼻血・生理が止まりにくい)」

副作用名	症　状
血栓症 (血栓塞栓症，塞栓症，梗塞)	「手足のまひやしびれ」，「しゃべりにくい」，「胸の痛み」，「呼吸困難」，「片方の足の急激な痛みや腫れ」
播種性血管内凝固 (全身性凝固亢進障害，消費性凝固障害)	「あおあざができやすい」，「鼻血」，「歯ぐきの出血」，「血尿」，「鮮血便」，「目 (結膜) の出血」などの出血症状に加えて，「意識障害」，「呼吸困難」，「動悸」，「息切れ」，「尿が出なくなる」，「黄疸」などの臓器症状が持続あるいは急激に悪化する
急性好酸球性肺炎	「空咳」，「階段を上ったり・少し無理をすると息切れがする・息苦しくなる」，「発熱」など
肺胞出血 (肺出血，びまん性肺胞出血)	「咳と一緒に血が出る」，「痰に血が混じる」，「黒い痰が出る」「息切れがする・息苦しくなる」「咳が出る」など
肺水腫	「息が苦しい」，「胸がゼーゼーする」，「咳・痰がでる」，「呼吸がはやくなる」，「脈がはやくなる」
胸膜炎，胸水貯留	「息が苦しい」，「胸が痛い」
間質性肺炎	「階段を登ったり，少し無理をしたりすると息切れがする・息苦しくなる」，「空咳が出る」，「発熱する」，などがみられ，これらの症状が急に出現したり，持続したりする
急性肺損傷・急性呼吸窮迫症候群 (急性呼吸促迫症候群)	「息が苦しい」，「咳・痰がでる」，「呼吸がはやくなる」，「脈がはやくなる」
非ステロイド性抗炎症薬による喘息発作	「息をするときゼーゼー，ヒューヒュー鳴る」，「息苦しい」

副作用名	症　状
小児の急性脳症	特に乳幼児で「痙攣が5分間以上止まらなかった場合」、「痙攣が止まったあと意識が無く、ずっとぐったりしている場合」、「痙攣が起きなくても、いつもと違った意味不明な言動があったり、ぐったりしている場合」
無菌性髄膜炎	「発熱 (40℃ぐらいの高熱)」、「頭痛」、「気分が悪い」、「吐き気」、「うなじがこわばり固くなって首を前に曲げにくい」、「意識が薄れる」など
急性散在性脳脊髄炎	「頭痛」、「発熱」、「嘔吐」、「意識が混濁する」、「目が見えにくい」、「手足が動きにくい」、「歩きにくい」、「感覚が鈍い」など
運動失調	「手足の動きがぎこちない」、「箸が上手く使えなくなった」、「ろれつがまわらない」、「ふらつく」、「まっすぐに歩けない」
頭痛	「頭痛 (頭が痛い)」
末梢神経障害	「手や足がピリピリとしびれる」、「手や足がジンジンと痛む」、「手や足の感覚がなくなる」、「手や足に力がはいらない」、「物がつかみづらい」、「歩行時につまずくことが多い」、「イスから立ち上がれない」、「階段を昇れない」など
ギラン・バレー症候群	「両側の手や足に力が入らない」、「歩行時につまずく」、「階段を昇れない」、「物がつかみづらい」、「手や足の感覚が鈍くなる」、「顔の筋肉がまひする」、「食べ物がのみ込みにくい」、「呼吸が苦しい」など
ジスキネジア	「繰り返し唇をすぼめる」、「舌を左右に動かす」、「口をもぐもぐさせる」、「口を突き出す」、「歯を食いしばる」、「目を閉じるとなかなか開かずしわを寄せている」、「勝手に手が動いてしまう」、「足が動いてしまって歩きにくい」、「手に力が入って抜けない」、「足が突っ張って歩きにくい」

副作用名	症 状
痙攣・てんかん	「顔や手足の筋肉がぴくつく」,「一時的にボーっとして意識が薄れる」,「手足の筋肉が硬直しガクガクとふるえる」
横紋筋融解症	「手足・肩・腰・その他の筋肉が痛む」,「手足がしびれる」,「手足に力がはいらない」,「こわばる」,「全身がだるい」,「尿の色が赤褐色になる」
白質脳症	「歩行時のふらつき」,「口のもつれ」,「物忘れ」,「動作緩慢」などの症状
薬剤性パーキンソニズム	「動作が遅くなった」,「声が小さくなった」,「表情が少なくなった」,「歩き方がふらふらする」,「歩幅がせまくなった(小刻み歩行)」,「一歩目が出ない」,「手が震える」,「止まれず走り出す事がある」,「手足が固い」
低血糖	「冷や汗がでる,気持ちが悪くなる,急に強い空腹感をおぼえる,寒気がする,動悸がする,手足がふるえる,目がちらつく,ふらつく,力のぬけた感じがする,頭が痛い,ぼんやりする,目の前が真っ暗になって倒れそうになる」などの症状が急に出現したり持続したりするが,食事をとると改善する 「ボーッとしている,うとうとしている,いつもと人柄の違ったような異常な行動をとる,わけのわからないことを言う,ろれつが回らない,意識がなくなる,痙攣を起こす」など
甲状腺中毒症	「動悸(胸がドキドキする)」,「頻脈(脈が速くなる)」,「手指のふるえ」,「食欲があるのに体重が減少する」,「汗が多い・暑がり」,「全身倦怠感(体がだるい)」,「疲労感(疲れやすい)」,「神経質で気分がイライラする」,「微熱」
甲状腺機能低下症	「前頸部の腫れ」,「元気がない」,「疲れやすい」,「まぶたが腫れぼったい」,「寒がり」,「体重増加」,「動作がおそい」,「いつも眠たい」,「物覚えが悪い」,「便秘」,「かすれ声」

副作用名	症　状
高血糖	「口渇 (のどがかわく)」,「多飲」,「多尿」,「体重減少」などがみられ, これらの症状が急に出現したり, 持続したりする
偽アルドステロン症	「手足のだるさ」,「しびれ」,「つっぱり感」,「こわばり」がみられ, これらに加えて,「力が抜ける感じ」,「こむら返り」,「筋肉痛」があらわれて, だんだんきつくなる
卵巣過剰刺激症候群 (OHSS)	「おなかが張る」,「吐き気がする」,「急に体重が増えた」,「尿量が少なくなる」など
手足症候群	「手足症候群」にみられる症状 • 手や足の「しびれ」,「痛み」などの「感覚の異常」 • 手や足の皮膚の「赤み (発赤, 紅斑)」,「むくみ」,「色素沈着」,「角化 (皮膚表面が硬く, 厚くなってガサガサする状態)」,「ひびわれ」,「水ぶくれ (水ほう)」 • 爪の「変形」,「色素沈着」

薬剤索引

色文字は一般名,黒文字は商品名を示す。

ア

アイソボリン 180
アクテムラ 98
アクトス 67
アクプラ 124
アザルフィジンEN 93
アセトアミノフェン 36
アセトアミノフェン・トラマドール
　塩酸塩 36
アーゼラ 166
アセリオ 36
アデホビルピボキシル 189
アナグリプチン 68
アナフラニール 49
アバカビル硫酸塩・ドルテグラビル
　ナトリウム・ラミブジン ... 200
アバスチン 164
アピキサバン 81
アービタックス 157
アファチニブマレイン酸塩 ... 125
アフィニトール 150
アブラキサン 119
アボネックス 50
アミオダロン塩酸塩 53, 55
アムノレイク 174
アラバ 91
アリピプラゾール 40
アリムタ 112

アルファカルシドール 74
アルファロール 74
アレクチニブ塩酸塩 127
アレセンサ 127
アレムツズマブ 159
アログリプチン安息香酸塩 68
アログリプチン安息香酸塩・
　ピオグリタゾン塩酸塩 72
アンカロン 53, 55

イ

イグザレルト 83
イスコチン 181
イソニアジド 181
イダマイシン 115
イダルビシン塩酸塩 115
イピリムマブ 165
イマチニブメシル酸塩 129
イミプラミン塩酸塩 49
イラリス 202
イリノテカン塩酸塩水和物 ... 122
イレッサ 133
インターフェロンベータ1a 50
インターフェロンベータ1b 50
インフリキシマブ 97

ウ

ヴァイデックスEC 195
ヴォトリエント 144

索引

エ

- エクア ································ 70
- エクジェイド懸濁用 ············· 203
- エサンブトール ···················· 181
- エスシタロプラムシュウ酸塩 ····· 48
- エタンブトール塩酸塩 ·········· 181
- エドキサバントシル酸塩水和物 ·· 82
- エビリファイ ························ 40
- エフィエント ························ 87
- エベロリムス ··············· 150, 201
- エリキュース ························ 81
- エリブリンメシル酸塩 ·········· 121
- エルプラット ······················· 123
- エルロチニブ塩酸塩 ············· 130
- 塩化ストロンチウム(^{89}Sr) ······ 177
- エンテカビル水和物 ············· 190
- エンドキサン ························ 99

オ

- オキサリプラチン ················· 123
- オキサロール ··················· 75, 76
- オダイン ····························· 175
- オファツムマブ ···················· 166
- オプジーボ ·························· 167
- オーラップ ···························· 45
- オランザピン ························ 41
- オングリザ ···························· 68

カ

- カドサイラ ·························· 162
- カナキヌマブ ······················ 202
- カペシタビン ······················ 102
- カロナール ···························· 36
- ガンシクロビル ···················· 186
- カンプト ····························· 122

ク

- クエチアピンフマル酸塩 ········· 42
- グラクティブ ························ 68
- クラドリビン ······················ 113
- クリアクター ························ 88
- クリゾチニブ ······················ 131
- グリベック ·························· 129
- クロザピン ···························· 43
- クロザリル ···························· 43
- クロピドグレル硫酸塩 ············ 84
- クロミプラミン塩酸塩 ············ 49

ケ

- ゲフィチニブ ······················ 133
- ゲムシタビン塩酸塩 ············· 104
- ゲムツズマブオゾガマイシン ··· 160

コ

- コンビビル ·························· 198

サ

- ザイボックス ······················ 183
- サイラムザ ·························· 168
- サキサグリプチン水和物 ········· 68
- ザーコリ ····························· 131
- サーティカン ······················ 201
- ザファテック ························ 69
- サムスカ ························ 57, 59
- サラゾスルファピリジン ········· 93

索引

サリドマイド	169
サレド	169
三酸化ヒ素	172

シ

ジェムザール	104
ジオトリフ	125
シクロホスファミド	99
シタグリプチンリン酸塩水和物	68
ジダノシン	195
ジドブジン	197
ジドブジン・ラミブジン	198
ジプレキサ	41
シメプレビルナトリウム	192
ジャカビ	138
ジャヌビア	68
シロリムス	153
シンビット	56

ス

スイニー	68
スチバーガ	146
スーテント	139
ストロンチウム(^{89}Sr)〔塩化〕	177
スニチニブリンゴ酸塩	139
スプリセル	134

セ

セツキシマブ	157
ゼフィックス	191
セロクエル	42
ゼローダ	102

ソ

ソブリアード	192
ソラフェニブトシル酸塩	142

タ

タイケルブ	137
タイサブリ	52
タキソール	118
ダサチニブ水和物	134
タシグナ	135
ダビガトランエテキシラートメタンスルホン酸塩	80
タミバロテン	174
タルク〔滅菌調整〕	179
タルセバ	130
炭酸リチウム	46

チ

チアマゾール	77
チクロピジン塩酸塩	85
チピラシル塩酸塩・トリフルリジン	111

テ

ティーエスワン	109
テガフール	106
テガフール・ウラシル	107
テガフール・ギメラシル・オテラシルカリウム	109
デノシン	186
デノスマブ	78
デフェラシロクス	203

索引

テムシロリムス ……………………… 155
テラビック …………………………… 193
テラプレビル ………………………… 193
デラマニド …………………………… 182
デルティバ …………………………… 182
テルビナフィン塩酸塩 ……………… 185

ト

ドキシル ……………………………… 116
ドキソルビシン塩酸塩 ……………… 116
トシリズマブ ………………………… 98
トフラニール ………………………… 49
トポテシン …………………………… 122
トラクリア …………………………… 61
トラスツズマブ ……………………… 161
トラスツズマブ　エムタンシン
　……………………………………… 162
トラゼンタ …………………………… 68
トラマドール塩酸塩・
　アセトアミノフェン ……………… 36
トラムセット ………………………… 36
トリセノックス ……………………… 172
トーリセル …………………………… 155
トリフルリジン・チピラシル塩酸塩
　……………………………………… 111
トリーメク …………………………… 200
ドルテグラビルナトリウム・
　アバカビル硫酸塩・ラミブジン … 200
トルバプタン ………………………57, 59
トレアキシン ………………………… 101
トレラグリプチンコハク酸塩 ……… 69

ナ

ナタリズマブ ………………………… 52
ナベルビン …………………………… 120

ニ

ニフェカラント塩酸塩 ……………… 56
ニボルマブ …………………………… 167
ニロチニブ塩酸塩水和物 …………… 135

ネ

ネクサバール ………………………… 142
ネシーナ ……………………………… 68
ネダプラチン ………………………… 124
ネビラピン …………………………… 199

ハ

パクリタキセル ……………………… 118
パクリタキセル（アルブミン懸濁型）
　……………………………………… 119
ハーセプチン ………………………… 161
パゾパニブ塩酸塩 …………………… 144
パナルジン …………………………… 85
ハラヴェン …………………………… 121
バラクルード ………………………… 190
バリキサ ……………………………… 187
バルガンシクロビル塩酸塩 ………… 187

ヒ

ピオグリタゾン塩酸塩 ……………… 67
ピオグリタゾン塩酸塩・
　アログリプチン安息香酸塩 ……… 72
ヒスロンH …………………………… 176

索引

ヒ素〔三酸化〕 …………… 172
ビノレルビン酒石酸塩 …………… 120
ピモジド …………… 45
ビラミューン …………… 199
ビルダグリプチン …………… 70

フ

フィズリン …………… 60
ブイフェンド …………… 184
フェノフィブラート …………… 62
ブシラミン …………… 95
フトラフール …………… 106
ブラザキサ …………… 80
プラスグレル塩酸塩 …………… 87
プラビックス …………… 84
フルタミド …………… 175
フルダラ …………… 114
フルダラビンリン酸エステル … 114
ブロナンセリン …………… 39

ヘ

ベザトールSR …………… 64
ベザフィブラート …………… 64
ベタナミン …………… 47
ベタフェロン …………… 50
ベバシズマブ …………… 164
ヘプセラ …………… 189
ペメトレキセドナトリウム水和物
…………… 112
ペモリン …………… 47
ベルケイド …………… 148
ペロスピロン塩酸塩水和物 ……… 37
ベンズブロマロン …………… 65

ベンダムスチン塩酸塩 …………… 101

ホ

ホスカビル …………… 188
ホスカルネットナトリウム水和物
…………… 188
ボセンタン水和物 …………… 61
ポマリスト …………… 170
ポマリドミド …………… 170
ボリコナゾール …………… 184
ホリナートカルシウム …………… 178
ボルテゾミブ …………… 148

マ

マイロターグ …………… 160
マキサカルシトール ………… 75, 76
マグセント …………… 206
マグネシウム水和物〔硫酸〕・ブドウ糖
…………… 206
マグネゾール …………… 206
マブキャンパス …………… 159

メ

メタストロン …………… 177
滅菌調整タルク …………… 179
メトグルコ …………… 66
メトトレキサート …………… 89
メトホルミン塩酸塩 …………… 66
メドロキシプロゲステロン酢酸
エステル …………… 176
メルカゾール …………… 77

モ

モザバプタン塩酸塩 …………… 60
モンテプラーゼ ………………… 88

ヤ

ヤーボイ ……………………… 165

ユ

ユーエフティ ………………… 107
ユニタルク …………………… 179
ユリノーム …………………… 65

ラ

ラパチニブトシル酸塩水和物 … 137
ラパリムス …………………… 153
ラミシール …………………… 185
ラミブジン …………………… 191
ラミブジン・アバカビル硫酸塩・
　ドルテグラビルナトリウム … 200
ラムシルマブ ………………… 168
ランマーク …………………… 78

リ

リウマトレックス ……………… 89
リオベル ……………………… 72
リクシアナ …………………… 82
リスパダール ………………… 38
リスペリドン ………………… 38
リチウム〔炭酸〕 ……………… 46
リツキサン …………………… 158
リツキシマブ ………………… 158
リナグリプチン ……………… 68
リネゾリド …………………… 183
リバーロキサバン ……………… 83
リピディル …………………… 62
リファジン …………………… 181
リファンピシン ……………… 181
リーマス ……………………… 46
リマチル ……………………… 95
硫酸マグネシウム水和物・ブドウ糖
　…………………………… 206

ル

ルキソリチニブ ……………… 138
ルーラン ……………………… 37

レ

レクサプロ …………………… 48
レゴラフェニブ水和物 ……… 146
レトロビル …………………… 197
レナリドミド水和物 ………… 170
レブラミド …………………… 170
レフルノミド ………………… 91
レボホリナートカルシウム …… 180
レミケード …………………… 97

ロ

ロイコボリン ………………… 178
ロイスタチン ………………… 113
ロナセン ……………………… 39
ロンサーフ …………………… 111

ワ

ワーファリン ………………… 79
ワルファリンカリウム ………… 79

これだけは知っておきたい！
くすりでひける臨床検査

定価　本体2,400円（税別）

平成29年3月25日　発　行

編　著	中村 敏明（なかむら　としあき）
発行人	武田 正一郎
発行所	株式会社 じほう

101-8421　東京都千代田区猿楽町1-5-15（猿楽町SSビル）
電話　編集　03-3233-6361　販売　03-3233-6333
振替　00190-0-900481
＜大阪支局＞
541-0044　大阪市中央区伏見町2-1-1（三井住友銀行高麗橋ビル）
電話　06-6231-7061

©2017　デザイン・組版　(株)サンビジネス　印刷　(株)日本制作センター
Printed in Japan

本書の複写にかかる複製，上映，譲渡，公衆送信（送信可能化を含む）の各権利は株式会社じほうが管理の委託を受けています。

JCOPY ＜(社)出版者著作権管理機構 委託出版物＞

本書の無断複製は著作権法上での例外を除き禁じられています。
複製される場合は，そのつど事前に，(社)出版者著作権管理機構（電話 03-3513-6969，FAX 03-3513-6979，e-mail：info@jcopy.or.jp）の許諾を得てください。

万一落丁，乱丁の場合は，お取替えいたします。
ISBN 978-4-8407-4900-8

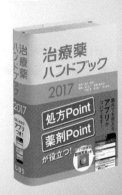